组织学与胚胎学理论与分析

肖楚丽　黄　俊　李美秀立　著

汕頭大學出版社

图书在版编目(CIP)数据

组织学与胚胎学理论与分析 / 肖楚丽,黄俊,李美
秀立著. -- 汕头 : 汕头大学出版社,2021.1
　　ISBN 978-7-5658-4235-1

　　Ⅰ. ①组… Ⅱ. ①肖… ②黄… ③李… Ⅲ. ①人体组
织学②人体胚胎学 Ⅳ. ①R32

　　中国版本图书馆CIP数据核字(2020)第261329号

组织学与胚胎学理论与分析
ZUZHIXUE YU PEITAIXUE LILUN YU FENXI

作　　者: 肖楚丽　黄　俊　李美秀立
责任编辑: 邹　峰
责任技编: 黄东生
封面设计: 中图时代
出版发行: 汕头大学出版社
地　　址: 广东省汕头市大学路 243 号汕头大学校园内　　邮政编码: 515063
电　　话: 0754-82904613
印　　刷: 廊坊市海涛印刷有限公司
开　　本: 710 mm ×1000 mm　　1/16
印　　张: 13.5
字　　数: 220 千字
版　　次: 2021 年 1 月第 1 版
印　　次: 2022 年 5 月第 1 次印刷
定　　价: 58.00 元
ISBN 978-7-5658-4235-1

目　录

第一章 绪 论

第一节 组织学与胚胎学的研究内容和意义

一、组织学的研究内容

组织学是研究正常机体微细结构及其相关功能的科学,包括细胞、基本组织及器官和系统部分。

1. 细胞 细胞是一切生物体结构和功能的基本单位。一个成年人约有 $1×10^{15}$ 个细胞,200 余种。细胞形态多样,呈球形、方形、柱形、杯形、梭形、扁平形、多突起形等。光镜下所观察的细胞结构,称为光镜结构,所得图像为光镜像。细胞由细胞膜、细胞核和细胞质构成,细胞质中含有多种细胞器。在电镜下进一步观察细胞的微细结构,称为亚细胞结构或超微结构或电镜结构,所得图像为电镜像。不同功能的细胞具有其相应的超微结构特征,即结构特征是相应功能状态的反映。

2. 组织 组织由形态相似、功能相近的细胞及细胞外基质构成。细胞外基质位于细胞之间,由细胞产生,构成细胞生活的微环境。人体组织可归纳为 4 大基本类型,即上皮组织、结缔组织、肌组织和神经组织。每种组织都具有各自的结构和功能特点。

3. 器官和系统 4 大基本组织进行有机的组合形成器官,多个器官协调配合完成一定的功能,形成系统。人体由多个器官、系统组成,各有其形态结构,执行特定功能。例如,消化系统由一系列管腔性器官和实质性器官组成,包括食管、胃、肠、肝、胰等,每一个器官均由基本组织构成。整个消化系统的功能是摄取、消化食物,吸收营养,去其糟粕。神经系统、内分泌系统和免疫系统调控和整合各系统的活动,以保持机体的完整和统一。

二、人体胚胎学的研究内容

人体胚胎学是研究人个体发生及发育规律的科学,包括发生过程、发育机制和先天畸形等。人体胚胎学着重研究人体在母体子宫内的发育,始于精卵结合,历经

38 周、266 天,由受精卵演化发育为结构复杂的胎儿,最后得以分娩。胎儿诞生后,机体的生长发育仍在继续。因此,从广义的角度讲,研究人体发生发育的科学即人体发育学。

机体的微细结构及其功能是在个体发生发育过程中逐渐形成和完善的。从机体的发生发育过程和规律的视角,更能深刻理解机体的微细结构和功能。因此,组织学、胚胎学可以是独立的两门学科,也有的将两者有机结合组织编写成人体发育和功能组织学。

三、组织学与胚胎学在医学中的地位

人们对疾病发生发展规律的认识,是从掌握人体正常结构入手的,在宏观水平研究机体的外形和内部结构,称为解剖学。利用显微镜在微观水平研究机体的微细结构,称为组织学或显微解剖学。因而,组织学以解剖学为基础。同时,组织学又是病理学的基础。倘若不了解人体正常微细结构,就不可能识别细胞、组织的病理形态变化。组织学与生理学、生物学等学科的关系也很密切。目前,对人体微细结构的研究已从组织细胞水平、亚细胞水平提高到分子水平,乃至基因水平,更有利于深入理解正常机体的生理、生化代谢过程以及疾病的发生机制。

人体胚胎学为妇产科学、男性学、生殖工程学、儿科学、计划生育和人类优生学等学科提供了必要的基础知识,特别是与目前胚胎干细胞、组织工程的研究关系密切,对干细胞的深入研究,也给胚胎学的发展带来了新机遇,使胚胎学的许多概念得到了更新和补充。干细胞和组织工程研究的新成果,将使人类对疾病的认识和治疗获得飞速发展。

第二节　组织学与胚胎学的研究方法

组织学伴随着显微镜的发明而建立,显微镜的改进升级和标本制备技术的进步推动着组织学和胚胎学的不断发展。显微镜的放大倍率与其分辨率有关。在一定的距离内,人眼所能分辨的两点之间最小的距离,称为分辨率。通常,人裸眼的分辨率仅为 0.2mm,而光学显微镜的分辨率约为 0.2μm,可使物体放大几十倍至 1000 倍。电子显微镜的分辨率则提高到 0.2nm,放大倍率为几千倍至百万倍。

用光学显微镜与电子显微镜观察标本时,常用的长度计量单位及其之间的换算为:

$$1\mu m(微米) = 10^{-3}mm(毫米)$$

$$1nm(纳米)=10^{-3}\mu m(微米)$$

另外,样品制备技术的不断进步和完善,与观察手段相得益彰,为深化研究工作创造了良好的条件。可以预言,随着技术进步、新方法的不断涌现,必将有力地推动组织学与胚胎学进一步的发展。下面仅就常用的显微镜和样品制备技术作简要介绍。

一、光学显微镜术

1.普通组织标本的制备技术　普通光镜用透射光观察标本,如果把组织材料直接置于显微镜下,由于厚度大,光线不能透过,而且绝大多数组织都是无色的,难以进行观察。须将组织材料制备为薄的组织切片,再经染色等步骤,才能在显微镜下观察。组织处理的主要步骤如下:

(1)取材和固定:将新鲜组织约 5mm³ 无损伤取下,立即投入固定液中进行固定。固定的目的是防止组织离体后由于酶的作用,细胞产生自溶;同时防止由于细菌的作用产生组织腐败,并尽可能保存细胞生活状态下的结构、化学特性和生物活性等。固定液的种类很多,最常用的是甲醛溶液。

(2)包埋和切片:为便于将组织块切割为薄的组织切片,需将固定的组织块逐步过渡到包埋剂中,进行包埋。最常用的是石蜡包埋,对于大的组织块如眼球、大脑等也可用火棉胶包埋。固定之后的标本,经过浓度递增的乙醇脱水、二甲苯透明、石蜡充分浸透,最终是以石蜡充填组织中水分的位置,并将整个组织块包埋在石蜡块内。用切片机把石蜡组织块切成 5~7μm 的薄片,裱贴在载玻片上,干燥后准备染色。

此外,还可将未经固定的新鲜组织块迅速冷冻,再用冷冻切片机进行切片,称为冷冻切片技术。该技术能较好地保存组织的化学成分和酶活性,并且方法简便快速,适用于酶的显示和临床病理快速诊断。如果是液状的组织如血液、骨髓、胸水、腹水或分泌物等,可以直接涂于载玻片上,制成涂片标本。疏松结缔组织、肠系膜等制成铺片标本。牙或骨等坚硬组织需制成磨片标本。

(3)染色:在普通光学显微镜下,只有当可见光通过标本后发生波长或振幅改变时,才能观察到结构细节。一般生物样品多无色透明,所以需要对组织切片进行染色。最常用的是苏木精和伊红染色法,简称为 HE 染色。苏木精为蓝色的碱性染料,能将组织或细胞内的酸性物质如细胞核染为紫蓝色。伊红为红色的酸性染料,能将组织或细胞内的碱性物质如细胞质染为粉红色。组织细胞成分易于被碱性染料或酸性染料着色的性质分别称为嗜碱性和嗜酸性;若与两种染料的亲和力均较差,着色很浅,则称为中性(图1-1)。

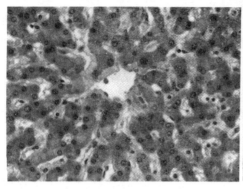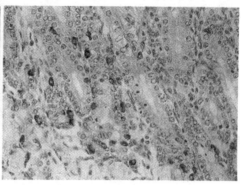

图1-1　猪肝切面光镜像,HE染色　　图1-2　豚鼠小肠嗜银细胞光镜像,银染色

异染性是一种有趣的染色现象,例如,当用蓝色的碱性染料甲苯胺蓝进行染色时,肥大细胞内的嗜碱性颗粒被染为紫红色,并非染成蓝色,这种改变染料自身颜色的现象称为异染性(metachromasia)。其原理可能是该染料在溶液中呈单体状态时显蓝色,当它与多阴离子的高分子物质结合后,染料分子聚合成多聚体时则呈现红色。

(4)脱水和封片:染色后的标本经过从低到高梯度浓度乙醇脱去组织中的水分,经二甲苯透明,用树胶将组织封存于载玻片和盖玻片之间,以便较长期保存。

2.普通光学显微镜　普通光学显微镜(conventional light microscope,CLM)简称为光镜,是最常用、最基本的观察工具。它以普通光线为光源,以玻璃透镜进行聚焦、放大成像,使用透射光观察标本。组织标本一般需要切成5~7μm的薄片,用染料染色以增加颜色反差,构成彩色图像显示细胞、组织结构。除了普通光学显微镜外,还有其他特殊光学显微镜,也广泛应用于科学研究,如荧光显微镜、偏振光显微镜、微分干涉差显微镜、相差显微镜等。它们的差别只是光源的变化、相位的变化等,但都是基于光和组织内容的相互作用,空气为介质,其分辨率和放大倍率都是基于光的特征,最高放大倍率受到限制,最大为1000倍。

3.荧光显微镜　突光显微镜(fluorescence microscope)采用波长较短的紫外光或蓝紫光作为光源,又称为激发光。标本中某些特殊分子吸收激发光之后,发出在荧光显微镜下可观察到的、波长较长的荧光。呈现荧光处,即代表某种成分所在。这些成分若是组织、细胞的固有成分,则称为原发荧光;若是与荧光染料结合的成分,则称为继发荧光。例如,维生素A本身所产生的绿色荧光即为原发荧光,而DNA与荧光染料吖啶橙结合后发出的黄绿色荧光则为继发荧光,RNA发出的继发荧光呈橘红色。若以荧光染料(如异硫氰酸、罗丹明等)标记抗体,检测组织中相应抗原的存在与分布,则称为免疫荧光技术,特异性更高。

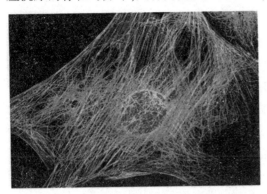

图1-3　3t3 细胞系激光共聚焦扫描显微镜像
(Michael W. Davidson 提供)

4. 激光共聚焦扫描显微镜　激光共聚焦扫描显微镜(confocal laser scanning microscope,CLSM)是 20 世纪 80 年代研制成的。它是以激光为光源、在传统光学显微镜基础上采用共扼聚焦原理和装置、并利用计算机对所观察分析的对象进行数字图像处理的一套观察和分析系统。CLSM主要解决了生物样品结构相互重叠影响观察的问题。CLSM 可对细胞或组织切片(包括活细胞或组织)进行连续扫描,获得各个层面的结构图像,并进行三维重建。由于具备多个通道,可对组织、细胞进行多重荧光染色或标记,能分别获得单染色图像、多重染色图像以及透射光图像,并将它们共同定位于一个图像(图1-3)。另外,CLSM 可检测活细胞内 pH、离子浓度、膜电位、自由基、荧光漂白恢复等,进行笼锁解笼锁的测量、荧光能量共振转移的测量等。

双光子激光扫描显微镜(two-photonlaser scanning microscope)是结合了激光扫描显微镜技术和双光子激发技术基础上的新的实验技术。它具有长波长激发深度大,焦平面外激发几乎无荧光,无须针孔阻挡,采集效率高,低细胞损伤,以及可用于活细胞长时间三维成像的特点。它为原位观察生物活体提供了:最佳方法,可以在不破碎细胞的前提下显示基因在生物体内的表达。它可用微型激光"光刀"对黏附细胞进行筛选、分离、克隆,以及对各种细胞和染色体进行切割;可进行膜流动性、膜电位变化的检测,可用于高分子物质的扩散、膜通透性、受体的移动变化、细胞骨架、基因定位、原位杂交、细胞间通信的研究;可对细胞内的 DNA 损伤和修复、酶活性进行检测。

二、电子显微镜术

1. 透射电子显微镜术　透射电子显微镜(transmission electron microscope,TEM)以电子束为光源,以电磁场作为透镜(电磁透镜),电子束在电磁场的作用下偏转,产生聚焦或放大,放大的图像成像于荧光屏,可照相记录。

TEM 标本的制备需经过取材、固定、脱水、包埋、切片、电子染色等步骤。与普通组织标本制备技术比较,有以下特点:取材时组织块更小,一般为 $1mm^3$;固定液通常使用戊二醛、四氧化锇双重固定;树脂包埋;用超薄切片机切成厚度为 50~80nm 的超薄切片;将超薄切片捞载于铜网上;使用重金属盐醋酸铀、枸橼酸铅进行电子染色。电镜下观察时,由于标本中不同成分与重金属盐结合程度的差异,因而对电子的吸收与散射程度不同,所以在荧光屏上呈现出图像的明暗反差。被重金属盐染色多的部位,电子束照射时,产生电子吸收或电子散射,而透过标本的电子数量少,在荧光屏上成像显得暗,称为电子密度高(electron density);反之,在荧光屏上成像显得亮,称为电子密度低(electron lucency)或电子透明(图 1-4)。电镜下所观察到的结构称为电镜结构(electron microscopic structure)或超微结构,代表亚细胞水平。电子染色与染料染色不同,不产生颜色差别,只产生明暗反差,所以迄今电镜下仍然是黑白世界,我们有时看到的彩色像实际上是电脑加工后的伪彩色。

2.扫描电子显微镜术　扫描电子显微镜(scanning electron microscope,SEM)主要用于观察组织细胞的表面形貌(图 1-5)。SEM 发射的电子经聚焦后形成极细的电子束,称为电子探针。后者在样品表面逐级扫描,扫描到样品表面的电子,为入射电子,由于它的撞击,样品表面发出二次电子。各扫描点二次电子的产量与样品表面的形貌有关。收集二次电子信号并放大,最后在荧光屏上可转变为图像。图像是明暗反差的三维立体图像。

扫描电镜的标本不需要制成超薄切片,标本经过固定、脱水干燥,表面喷镀金属膜,即可观察。样品表面喷镀处理可增加表面二次电子信号发射率,并可增加样品表面导电性,使图像质量提高。

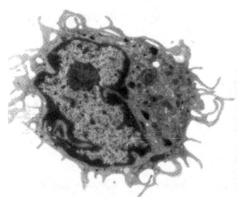

图 1-4　纯化的小鼠淋巴结树突状
细胞透射电镜像

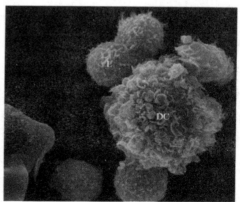

图 1-5　体外培养的人树突状细胞(DC)
和淋巴细胞(L)扫描电镜像

三、组织化学与细胞化学技术

组织化学(histochemistry)与细胞化学(cytochemistry)是介于组织学与生物化学间的边缘科学。其基本原理是利用某些化学试剂与组织细胞样品中的某种物质发生化学反应,反应终产物在组织的原位形成可见的有色沉淀物,从而间接证明某种组织细胞成分的存在。用组织化学方法可以定

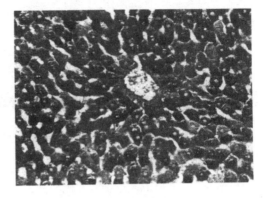

图1-6 大鼠肝糖原光镜像,组织化学PAS法

性、定位、间接定量显示组织内糖类、脂类、蛋白质和酶、核酸等物质。例如,过碘酸希夫反应(periodic acid Schiff reaction,PAS)是显示多糖和糖蛋白的组织化学反应,糖被强氧化剂过碘酸氧化后,形成多醛,后者再与无色的品红硫醛复合物(即希夫试剂)反应,形成的终产物为紫红色沉淀(图1-6)。

倘若组织化学反应终产物的细小沉淀具有吸收或散射电子的能力,则可在超微结构水平上观察到某种化学成分的存在,称此为电镜细胞化学技术(electron microscope cytochemistry)。

四、免疫组织化学或免疫细胞化学技术

免疫组织化学(immunohistochemistry)、免疫细胞化学(immunocytochemistry)是以抗原抗体结合反应为基础,在显微镜下查知组织或细胞内多肽、蛋白质等抗原性物质的技术。它的优点是特异性强、敏感度高。显微镜下抗原抗体反应不可直视,但若用标记物将抗体进行标记,再用标记的抗体与抗原进行反应,那么标记物显色的地方,即代表抗原的所在(图1-7)。常用的标记物有辣根过氧化物酶、碱性磷酸酶等。如果用胶体金、铁蛋白等作为标记物,在透射电镜下观察免疫细胞化学染色标本,称为免疫电镜术(immunoelectron microscopy)。如果以荧光素为标记物,则可在荧光显微镜下进行观察,称为免疫荧光技术(immunofluorescence microscopy)。

标记抗体与被检抗原的结合方式有两种:直接法和间接法。以标记的第一抗体(简称为一抗)直接与抗原结合的方法为直接法。如果将一抗再次作为抗原免疫另外一种动物,产生出第二抗体(简称为二抗),将二抗进行标记,先后以一抗和标记的二抗处理标本,最终形成抗原+一抗+标记二抗复合物。显然,间接法较直接法的敏感度更高(图1-7)。

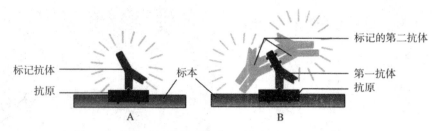

图 1-7　免疫组织化学直接法(A) 与间接法(B) 示意图

五、原位杂交技术

原位杂交(in situ hybridization) 技术,即核酸分子杂交组织化学技术。基本原理是根据 DNA 或 RNA 核苷酸碱基互补规律,应用已知的被标记碱基序列(核酸探针) 与细胞内待检测的 mRNA 或 DNA 片段(基因) 进行杂交,通过标记物的显示,在显微镜下观察待测基因的定位分布,并可以通过图像分析技术进行定量,进而反映出该基因的表达与细胞功能的联系,具有很高的特异性和敏感性。常用的标记物有两类,一是放射性核素,如^{35}S、^{32}P、^3H,经放射自显影术处理后观察;二是非放射性试剂,如碱性磷酸酶、地高辛等,经免疫组织化学处理后观察。免疫组织化学是在翻译水平检测基因的表达产物蛋白质或多肽的定性和定位,原位杂交技术是在转录水平检测 mRNA 或 DNA 片段的有无和活性。

(六) 组织或细胞培养技术

组织培养(tissue culture)、细胞培养(cell culture) 是将活的组织或细胞在体外适宜条件下进行培养的技术。细胞在体外生长,需要与体内基本相同的条件(温度、湿度、营养、pH、合理的氧气与二氧化碳比例等)。对培养的细胞可进行形态学观察、功能测试和基因修饰等,也可对培养细胞施加一定的实验因素,观察其对细胞形态、功能、行为等的影响。体外培养下的各因素易于控制,便于对所得结果进行分析。组织培养技术在生物医学领域有着广泛应用,已经成为细胞学、病理学、微生物学、免疫学、肿瘤学、分子生物学等不可缺少的研究手段,为医学发展做出了很大贡献。

七、组织工程

组织工程(tissue engineering)　是指应用生命科学与工程学的原理与技术,在正确认识哺乳动物的正常和病理两种状态下的组织结构与功能关系的基础上,以分子生物学、细胞生物学、生物工程学和临床医学为基础,设计、构造、改良、培育和保养活组织,用以修复或重建组织器官的结构,维持或改善组织器官的功能的一门新兴的边缘科学。组织工程的研究内容主要包括种子细胞、生物材料支架(biomaterial scaffold)或细胞外基质微环境、组织器官三维构建及移植应用 4 个方面,并与生物活性因子和生物反应器密切相关。

理想种子细胞的标准是:①来源广,数量充足;②容易培养,黏附力大,增殖力强,可大量扩增;③遗传背景稳定,具备特定的生物学功能;④纯度高,具备特定功能的细胞占主导;⑤免疫排斥反应极小或无免疫排斥反应;⑥分子结构和功能与再生组织的正常细胞相似;⑦临床上易取得,供体损伤小,具有实用性。满足这些条件,是种子细胞能够再生特定组织或修复特定组织缺损的重要保证。

种子细胞的种类:用于组织工程的种子细胞包括干细胞及其他一些细胞,但干细胞是最重要的组织工程种子细胞。

干细胞(stem cell)　是指未分化的、具有增殖和自我更新能力以及分化潜能的细胞群体。根据分化潜能的不同,干细胞可分为全能干细胞(totipotent stem cell)、多潜能干细胞(pluripotent stem cell)、多能干细胞(multipotent stem cell)和单能干细胞(unipotcnt stem cell)。根据来源不同,干细胞可分为胚胎干细胞(embryonic stem cell,ESC)和成体干细胞(adult stem cell)。

成体干细胞由于不存在伦理争议及发育分化条件相对简单等优势,是最具有临床应用价值的组织工程种子细胞。

八、图像分析术

高级多维图像分析系统由多个图像分析与合成模块所组成,可利用相关设备采集的超分辨率图像信息进行测试、整合、分析:①在二维、三维和四维水平定性和定量分析细胞间的微观相互关系。②分析细胞器、分子成分静态和动态时的分布及相互关系。③检测细胞的结构和功能。④检测细胞通信。⑤捕捉观察对象的瞬间变化,对追踪需要关联连贯时间点的对象,将其整合成一个单独的移动对象;构筑令人震撼的三维到四维图像;在三维和四维图像中,分离并定量共定位区域;突出显示感兴趣的共定位区域。⑥丝状结构示踪分析模块可以检测、展示并测量神经元的树突、轴突、树突棘以及其他长丝状结构。⑦根据所有的测量数据进行分类和排序,并保存排序后的直观图片和动态影像文件。

第二章　细　胞

细胞是一切生物体的结构和功能基本单位。人体有 200 多种不同类型的细胞,它们形态各异,以适应机体的各种特定功能。例如,具有收缩功能的肌细胞呈长梭形或长圆柱形,流动的白细胞呈球形,接受刺激和传导冲动的神经细胞有长短不等的细胞突起,排列密集的上皮细胞呈扁平形、立方形、柱形、多边形等(图 2-1)。

人体细胞的大小差别很大。最小的细胞直径只有 4μm(小脑的颗粒细胞);较大的细胞直径约为 135μm(成熟的卵细胞),神经细胞的突起可超过 1m;肌细胞大小还可随生理需要发生变化,如骨骼肌纤维可因锻炼使肌细胞变粗大,成年妇女子宫平滑肌纤维的长度约为 50μm,但在妊娠期可增大到 500μm(图 2-1)。

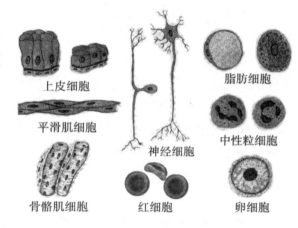

图 2-1　各种细胞形态模式图

人体细胞虽然形态各异、大小不同,但它们具有相同的基本结构,即均由细胞膜、细胞质和细胞核 3 部分组成(图 2-2)。

第一节　细胞膜

细胞膜(cell membrane)是包裹于细胞外表面的一层薄膜,是细胞质的一部分,又被称为质膜(plasma membrane)。细胞膜将细胞质与外环境分隔,构成一种屏障,使细胞具有一个相对稳定的内环境。它在细胞与周围环境之间进行物质交换、能量转换及信息传递过程中起着决定性作用。在真核细胞内还存在细胞膜围绕形成的各种细胞器。细胞膜与细胞内的膜系统统称为生物膜(biomembrane)。

一、细胞膜的结构

细胞膜甚薄,厚7.5~10nm,光镜下不能分辨。电镜下,细胞膜由平行的3层板样结构组成,内、外两层电子密度高且致密,每层厚2.5~3.0nm;中间层电子密度低,为透明层,厚约3.5nm(图2-2)。因为这3层膜结构是一切生物膜所具有的共同特征,故又称为单位膜(unit membrane)。细胞内有膜细胞器也具有单位膜的结构。

细胞膜的化学成分主要是脂类、蛋白质、糖、水和无机盐离子。关于细胞膜的分子结构组成,目前公认的是"液态镶嵌模型"(fluid-mosaic model)学说。此学说认为,细胞膜主要由脂双层构成支架,膜蛋白镶嵌在其中或结合于脂双层表面(图2-3)。

1.脂双层 脂双层(lipid bilayer)由磷脂、糖脂和胆固醇组成,其中以磷脂为主,占脂双层的50%以上。磷脂是兼性分子,具有极性,一端为亲水性的球形头部,由胆碱和乙醇胺等构成;另一端为疏水性的尾部,由两条平行的脂肪酸链构成,呈长杆状。在水溶液中,磷脂分子能自动形成双分子层,亲水的极性头露在外面,朝向细胞膜的内、外表面,而疏水的尾部伸向膜的中央,两层磷脂分子的尾部相对(图2-3)。

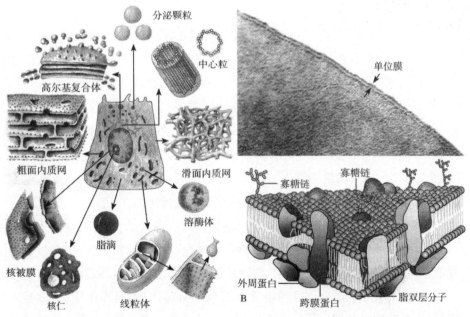

图2-2 细胞结构模式图

图2-3 细胞膜电镜像和分子结构模式图

A.红细胞膜电镜像;B.细胞膜分子结构模式图

在电镜标本制备中,由于磷脂分子的头部嗜锇性强而呈现出高电子密度,疏水的尾部嗜锇性弱,呈现出低电子密度的透明状,故形成电镜下的3层板样结构。在细胞膜内,磷脂分子可以做垂直膜平面的旋转和侧向移动,使细胞膜呈现整体流动性。这种流动性受膜内脂肪酸链的饱和程度和胆固醇的调节。

2. 膜蛋白　膜蛋白(membrane protein)为球形蛋白,分为镶嵌蛋白(integral protein)和外周蛋白(peripheral protein)两类。镶嵌蛋白分布在质膜的内、外表面,不同程度地镶嵌于脂双层分子中。有的镶嵌蛋白横跨质膜,称为跨膜蛋白(transmembrane protein),其表面具有亲水性和疏水性的氨基酸基团。亲水性的氨基酸位于质膜的内、外表面,而疏水的氨基酸则埋于磷脂双层分子的疏水区域。外周蛋白仅为亲水氨基酸,它们附着于细胞膜的内、外表面,但多数位于质膜的细胞质侧(图2-3),不插入磷脂双层分子中。膜蛋白可以移动,主要构成膜受体、载体、酶和抗原等,执行多种功能。

3. 糖类糖类只存在于细胞膜的外表面,主要为寡糖链,与脂双层和镶嵌蛋白结合形成糖脂或糖蛋白。寡糖链可形成细胞膜外的细胞衣(cell coat)。细胞衣构成抗原或受体,与细胞免疫、细胞粘连、细胞癌变以及对药物激素的反应和物质交换等有密切关系(图2-3)。

二、细胞膜的功能

1. 物质交换细胞膜除了维持细胞的完整性和内环境的相对稳定外,还是与外界进行物质交换的半透膜,对物质的进出具有选择性通透,即通过被动扩散、主动转运及胞吞、胞吐作用等进行物质转运,以保持细胞内物质的稳定。

(1)被动扩散(passive diffusion):是指物质顺浓度梯度而转运的过程。一些脂溶性物质、氧气和二氧化碳从高浓度侧向低浓度侧穿过脂双层,不消耗能量,也不需要膜蛋白参与。非脂:溶性物质或亲水性分子,如氨基酸、葡萄糖和无机离子(Na^+、K^+、Ca^{2+}),须借助细胞膜上的载体蛋白(carrier protein),才能从高浓度侧向低浓度侧扩散,也不消耗能量,且载体蛋白可以反复使用。

(2)主动转运(active transport):是通过载体蛋白将离子、营养物质和代谢产物等,逆浓度梯度或电化学梯度由低浓度侧向高浓度侧跨膜的转运方式,此过程需要消耗能量。所需的能量由具有ATP酶活性的蛋白质分解ATP所提供。

(3)胞吞作用(endocytosis)和胞吐作用(exocytosis):①胞吞作用:也称为入胞作用,是通过细胞膜的凹陷将物质包裹进入细胞内的过程(图2-4)。若胞吞物为液体,则形成|较小的囊泡,该囊泡被称为吞饮小泡,该过程被称为吞饮作用(pinocytosis)。若胞吞物为颗粒,如细菌、细胞碎片等,则形成较大的囊泡,该囊泡被称为吞噬体,此过程被称为吞噬作用(phagocytosis)。有些物质需要细胞膜上的特异受体识别而发生胞吞,被称为受体介导的入胞作用。②胞吐作用:是将细胞内的分泌颗粒或膜泡中的物质转运出细胞外的过程(图2-4)。

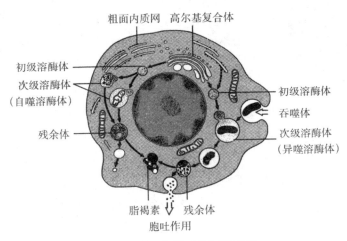

图2-4 胞吞与胞吐作用模式图

2.信息转导 信息转导(signal transduction)是细胞膜的另一个重要功能,它能将细胞外的各种信息转换为细胞内的化学或物理信号,启动一系列化学反应,产生生物学效应。外界信号必须通过受体(receptor)才能传导。受体是一种能够识别和选择性结合信号分子(也称为配体)的大分子物质。有的受体位于细胞膜,有的则位于细胞质或细胞核内。若机体内受体异常或产生受体的抗体等,均可导致疾病发生,如重症肌无力、自身免疫性甲状腺病、帕金森病等。

第二节 细胞质

细胞质(cytoplasm)位于细胞膜与细胞核之间,含有细胞器、包涵物、细胞骨架及细胞液。细胞液又称为细胞基质,是细胞中均质、无定型胶体状物质,含有可溶性的酶类,是细胞质的基本成分,生活状态下呈液体状填充于细胞质的有形结构之间。

一、细胞器

细胞器(organelle)是细胞质内具有特定形态和功能的结构,分为有膜细胞器和无膜细胞器两类。有膜细胞器包括线粒体、内质网、高尔基复合体、溶酶体和过氧化物酶体。无膜细胞器包括核糖体、中心体。

1. 线粒体　线粒体(mitochondria)散在分布于细胞质中。

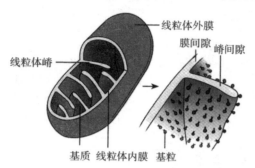

图2-5　线粒体立体结构模式图

(1)结构:光镜下特殊染色显示线粒体呈杆状、颗粒状或椭圆形。一般长2~7μm,直径为0.2~1μm。电镜下,线粒体由双层单位膜围成,外膜光滑,内膜向内折叠形成线粒体嵴(mitochondrial cristae)。线粒体膜形成两个间隙,外膜与内膜间的狭窄间隙称为膜间隙(intermembrane space),线粒体嵴内狭窄间隙为嵴间隙(intercristae space),均充满线粒体基质(图2-5)。基质内含有基质颗粒(内含Mg^{2+}、Ca^{2+}、脂蛋白等物质)、环状DNA、RNA和参与三羧酸循环的酶系。用电镜负染技术,可见线粒体嵴上有许多球形小体,称为基粒(elementary particle),其由头、柄和基片3部分组成。头与柄相连突出于嵴表面,基片镶嵌于质膜中。基粒内含有合成ATP的酶,它们能利用呼吸链产生的能量合成ATP。

在不同功能的细胞中,线粒体的嵴形态有差异。在一般的细胞中,线粒体嵴呈板状;在合成分泌类固醇激素的细胞中,线粒体嵴呈管状(图2-5)。

(2)功能:线粒体的主要功能是进行氧化磷酸化合成ATP,为细胞直接提供能量。细胞生命活动能量的95%来自线粒体的ATP。线粒体也与细胞凋亡、信号转导和多种离子跨膜转运有关。

2. 核糖体　核糖体(ribosome)又称为核蛋白体,是细胞内最小的细胞器。核糖体呈颗粒状,无单位膜包裹,宽12nm,长25nm,主要成分是rRNA和蛋白质。核糖体由一个大亚单位(或称为大亚基)和一个小亚单位(或称为小亚基)组成(图2-6)。大、小亚单位在细胞内常呈游离状态。当小亚单位与mRNA结合后,大亚单位才能与小亚单位结合形成完整的核糖体。

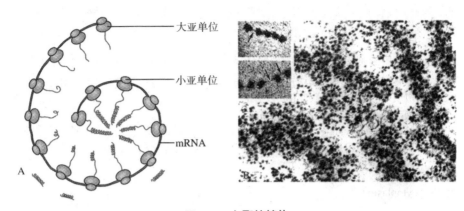

图 2-6　多聚核糖体

A. 立体结构模式图；B. 电镜像，箭头示 mRNA

细胞内的核糖体有两种存在的形式，一种单个游离于细胞液中，另一种则附着于内质网表面或细胞核的外核膜上（参见核膜部分）。一条 mRNA 穿行于大、小亚单位间，将多个核糖体串起来形成多聚核糖体（polyribosome）。电镜下，多聚核糖体呈串珠样（图 2-6）。

核糖体是细胞内合成蛋白质的场所，它将 mRNA 所含的核苷酸密码翻译成氨基酸序列，即肽链（peptide chain），再聚合成蛋白质。单个游离的核糖体无合成蛋白质的功能，只有多聚核糖体才具有合成蛋白质的功能。游离多聚核糖体主要合成细胞的结构蛋白，不分泌到细胞外。附着于内质网或细胞核外核膜上的核糖体主要合成分泌蛋白。

3. 内质网　内质网（endoplasmic reticulum，ER）是真核细胞内的重要细胞器，由质膜围成。它是封闭式扁平囊或管泡样的结构，以分支互相吻合成网。根据其表面有无核糖体附着分为两种：

（1）粗面内质网糖原颗粒粗面内质网（rough endoplasmic reticulum，rER）：rER 多为平行的扁囊，排列整齐，

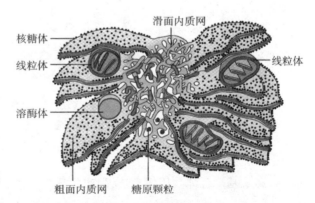

图 2-7　内质网、线粒体、溶酶体电镜结构模式图

少数为球形或管泡状，表面有核糖体附着。内质网的腔称为池。rER 膜上有核糖

体的亲和蛋白(受体),是大亚单位的结合位点。rER 也常与细胞核外核膜相延续,其池也与核周隙相通(图 2-7,图 2-8)。

rER 主要功能是合成分泌蛋白、溶酶体蛋白和部分膜蛋白等。在合成分泌蛋白旺盛的细胞内,rER 非常发达,故可根据 rER 的发达程度判断某细胞的功能状态。

核糖体与 rER 都含有 RNA,与碱性染料具有很强的亲和性,故 HE 染色时,细胞质呈嗜碱性。嗜碱性的强弱与细胞质含有这两种细胞器的多少和发达程度有关。

(2)滑面内质网(smooth endoplasmic reticulum,sER):sER 多为表面光滑的分支管泡状结构,无核糖体附着(图 2-7,图 2-8)。在某些合成类固醇激素、三酰甘油的细胞内 sER 非常发达。

sER 因含不同的酶类而功能各异。主要功能是:①参与合成类固醇激素:在分泌类固醇激素的细胞内,sER 含有合成此类激素所需要的酶系,能使合成的胆固醇转变为类固醇激素。②解毒功能:肝细胞的 sER 含有参与解毒作用的各种酶,如细胞色素 P450 酶系。sER 酶可使代谢产生或因摄入外来药物而产生的有毒物质毒性降低或变为无毒物质而排出。③离子的贮存和释放:肌细胞的 sER 又称为肌质网(sacroplasmic reticulum),膜上有 Ca^{2+} 泵,当受到神经冲动的刺激后,Ca^{2+} 从 sER 被释放,引起肌细胞收缩,反之,导致肌细胞松弛。

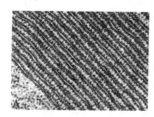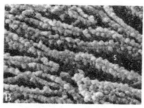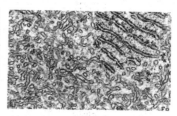

图 2-8　内质网电镜像

A. rER 透射电镜像;B. rER 扫描电镜像;C. sER 透射电镜像

(河北医科大学组织学与胚胎学教研室供图)

4.高尔基复合体　用银染法、酶组织化学方法和透射电镜能显示高尔基复合体(Golgi complex)的形态结构。银染法显示,脊神经节细胞内的高尔基复合体呈黑色的细网状。电镜下,发达的高尔基复合体由多层扁平囊、小泡和大泡组成。扁平囊有 3～10 层,平行排列为高尔基复合体的主体结构。借助于超高压电镜和三维重构分析技术,可见高尔基复合体是十分复杂的连续整体结构,由顺面高尔基网

(cis Golgi network,CGN)、顺面(cis face)、中间区室、反面(trans face)、反面高尔基网(trans Golgi network,TGN)5 部分组成(图 2-9)。①顺面高尔基网:其靠近粗面内质网一侧,由管状膜囊形成凸面,又称为生成面(forming face),中间呈多孔而连续分支的管网结构。②顺面:由靠近 CGN 一侧的膜囊构成。③中间区室:由位于顺面和反面之间的几层膜囊构成。④反面:由成熟的膜囊和池构成,位于大囊泡和分泌颗粒一侧。⑤反面高尔基网:由反面终端的膜囊、池组成,并形成凹面朝向细胞膜侧,又称为成熟面(mature face),附近有许多大泡,是从高尔基复合体脱落形成的分泌小泡和溶酶体等。顺面和顺面高尔基网的功能是接受内质网新合成的物质并将其分类后转入中间区室。中间区室的功能是进行多糖的合成与修饰、糖脂的合成。反面和反面高尔基网的主要功能是参与蛋白质的分类和包装,并从高尔基复合体输出。

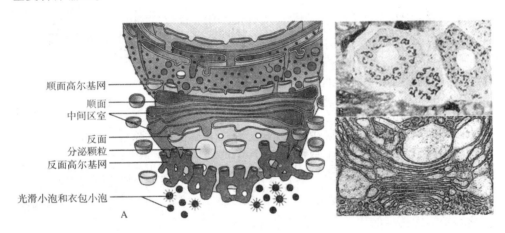

顺面高尔基网
顺面
中间区室
反面
分泌颗粒
反面高尔基网
光滑小泡和衣包小泡

图 2-9 高尔基复合体
A.结构模式图;B.光镜像;C.电镜像

高尔基复合体的主要功能是对来自 rER 的蛋白质进行加工、修饰、浓缩和糖基化,最终形成分泌颗粒排到细胞外。同时,还具有浓缩各种溶酶体酶、形成初级溶酶体以及参与细胞膜的再循环和更新等功能。

5.溶酶体 溶酶体(lysosome)是由单位膜包裹、内含各种酸性水解酶的致密小体,其大小不等、形状多样。溶酶体含有 60 多种水解酶,但其特异性的标志酶是酸性磷酸酶,可用酶组织化学染色法显示。溶酶体分为初级溶酶体(primary lysosome)、次级溶酶体(secondary lysosome)和残余体(residual body)(图 2-4)。①初级溶酶体是由高尔基复合体新形成的溶酶体,呈球形,体积小,电子密度高,内容物呈均质状,不含底物。少数细胞,如破骨细胞等,将溶酶体酶释放到细胞外发挥水解作用。②次级溶酶体是初级溶酶体与细胞内的吞饮小泡、吞噬体和自噬泡融合所形成的复合体,属于参与消化作用的功能阶段,其体积大,形态多样,内容物为非均质状。根据其作用底物来源的不同,分为自噬性溶酶体和异噬性溶酶体。自噬性溶酶体的底物是内源性的,来自细胞内衰老的细胞器。异噬性溶酶体的底物是来自经细胞吞饮或吞噬进入细胞内的外源性物质。次级溶酶体内的底物,有的被分解为单糖、氨基酸等小分子物质,经溶酶体膜进入细胞基质,被细胞重新利用;有的则不能被消化,形成残余体。③残余体是次级溶酶体消化作用的终末产物。当溶酶体酶的活性降低或消失,不能被消化的底物完全充满溶酶体后,即称为残余体。有的残余体经胞吐作用排出细胞外,有的则长期滞留于细胞内形成脂褐素(lipofuscin)。

　　溶酶体是细胞内消化作用的主要场所,它可清除细胞内的外源异物和内源性残余物,以保证细胞的正常结构和功能。正常情况下,溶酶体的消化作用,对细胞本身并不损害;但在机体缺氧、中毒、创伤等情况下,溶酶体膜破裂,水解酶流散到细胞质内,致使整个细胞被消化而死亡。研究发现,肿瘤、休克、发热、肝炎和硅沉着病等病症的发生,均与溶酶体有密切关系。

　　6.过氧化物酶体　过氧化物酶体(peroxisome)又称为微体(microbody),是由单位膜包裹的球形小体,直径 0.5~1.2μm,多见于肝细胞和肾小管上皮细胞。人的过氧化物酶体的内容物为均质状,电子密度低;有的动物的过氧化物酶体内具有电子致密核芯,是尿酸氧化酶的结晶。

　　过氧化物酶体含有 40 多种酶,但其标志酶是过氧化氢酶(catalase)。过氧化物酶体的功能主要是参与脂肪酸氧化、过氧化氢的分解,起解毒作用。

　　7.中心体　中心体(centrosome)多位于细胞核的周围,由一对互相垂直的中心粒(centrioles)和周围致密的细胞基质组成。中心粒位于中心体内,呈圆筒状,每个中心粒由 9 组三联微管构成(图 2-10),并在细胞周期的 S 期进行复制。

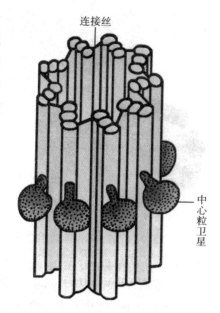

连接丝

中心粒卫星

图 2-10　中心粒立体结构模式图

　　中心体主要参与细胞分裂,形成纺锤体、纤毛、鞭毛和轴丝等结构。

二、细胞骨架

狭义的细胞骨架(cytoskeleton)是指细胞质的骨架,包括微丝、微管、中间丝等。

1.微丝　微丝(microfilament)广泛分布于多种细胞中,是纤维状的肌动蛋白丝,直径约为 6nm,由球状肌动蛋白(actin)单体聚合形成一条螺旋的单体链,每个肌动蛋白单体周围有 4 个亚单位,呈上下及两侧排列。肌动蛋白单体有极性,装配成纤维状的肌动蛋白也有极性。微丝的形态不是固定不变的,常因功能状态的不同,呈现聚合或解聚。

微丝参与非肌细胞的局部运动和肌细胞的收缩过程。如细胞变形运动、伪足和突起的形成与回缩、吞噬作用、吞饮作用和胞吐作用等。微丝除参与细胞运动外,还是形成细胞骨架的主要成分。

2.微管　微管(micmtubule)是由微管蛋白(tubulin)装配成的细长中空的圆柱形直管,其外径 24nm、内径 15mn,长度不等。微管蛋白为球形的二聚体,先装配成原纤维,再由 13 条原纤维平行排列围成单微管、二联微管和三联微管(图 2-11)。多数细胞中以单微管存在,在秋水仙碱和低温下可解聚为微管蛋白,故单微管不稳定。特殊的结构可存在二联微管或三联微管,为稳定微管。微管也有极性,其解聚与聚合都发生在阳性端。微管与驱动蛋白和动力蛋白相关联,与细胞内物质运输有关。

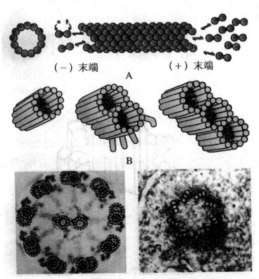

图 2-11　微管结构模式图和电镜像

A.微管组装模式图;B.单微管、二联微管和三联微管模式图;

C.二联微管电镜像;D.三联微管电镜像

微管具有多种功能:①维持细胞形状;②参与细胞的运动,如细胞分裂时形成纺锤体微管使染色体向两极移动,鞭毛和纤毛的运动等;③参与细胞内物质的输送。

3. 中间丝　中间丝(intermediate filament)直径为 8~11nm,因介于微管与微丝之间而得名。中间丝来源于同一基因家族,分为 5 种,各由不同的蛋白质组成。大部分细胞中仅含有一种中间丝,故具有组织特异性,而且比较稳定,可用免疫组织化学方法来区分 5 种中间丝。①角蛋白丝(keratin filament):分布于上皮细胞中,可形成张力丝,附着于桥粒和半桥粒。间充质起源的细胞中未发现这种中间丝。不同类型的上皮细胞和同一类细胞的不同分化阶段,角蛋白丝的亚单位不同,现已分离出 20 种左右的亚型。角蛋白丝除了对细胞提供支持作用外,可作为上皮源性肿瘤的标记物。②结蛋白丝(desmin filament):分布于肌细胞,形成肌细胞内骨骼网架,有利于收缩蛋白的附着,也可作为肌源性肿瘤的标志物。③波形蛋白丝(vimentin filament):主要存在于来自胚胎间充质的细胞,也分布于少数上皮细胞中。波形蛋白丝主要在细胞核周构成网架,也是结缔组织肿瘤的标志物。④神经丝(neurofilament):存在于神经兀的细胞体和突起内,由神经丝蛋白构成,与微管组成细胞骨架,并参与物质运输。⑤神经胶质丝(neuroglial filament):存在于中枢神经系统的胶质细胞中,其中以星形胶质细胞较多。神经胶质丝由胶质原纤维酸性蛋白(glial fibrillary acidic protein,GFAP)组成,多聚集成束,在细胞体内交织成网,伸入突起,与突起长轴平行。神经胶质丝是细胞内支架结构和胶质肿瘤的标志物。

三、包涵物

包涵物(inclusion)　是细胞质中具有一定形态的各种代谢产物和贮存物质的总称。包括分泌颗粒、糖原、色素颗粒、脂滴等,它们不属于细胞器。

1. 分泌颗粒　分泌颗粒(secretory granule)常见于各种腺细胞,内含酶、激素等生物活性物质。颗粒大小、形态常因细胞种类而异,但分泌颗粒都有单位膜包裹。

2. 糖原颗粒　糖原颗粒(glycogen granule)是细胞内葡萄糖的贮存形式,PAS染色时呈紫红色。电镜下,为电子密度高、无单位膜包裹的颗粒,形状不规则或呈花簇状,分散于细胞内。

3. 脂滴　脂滴(lipid dmplet)是细胞贮存脂类的形式,内含脂肪酸、三酰甘油和胆固醇等。在脂肪细胞、分泌类固醇激素的细胞较多,一般细胞较少。在 HE 染色中,因脂滴内容物被溶解而呈大小不等的空泡。电镜下,脂滴无单位膜包裹,多呈中等或低电子密度。

第三节　细胞核

细胞核含有 DNA 遗传信息分子,通过 DNA 的复制和转录,控制细胞的增殖、分化、代谢等功能活动,因此细胞核是细胞的重要结构。多数细胞只有一个细胞核,少数细胞可有双核或多核。在细胞间期,细胞核的形状常与细胞的形态相适应,如球形、立方形和多边形细胞的细胞核为圆形,柱状细胞的细胞核多为椭圆形。在 HE 染色时,细胞核因含有 DNA 和 RNA 而具有强嗜碱性,染成蓝紫色。细胞核由核膜、染色质、核仁和核基质 4 部分组成。

一、核膜

核膜(nuclear membrane)又称为核被膜(nuclear envelope),位于间期细胞的细胞核表面,是细胞核与细胞质之间的界膜。核膜由内、外两层单位膜构成。面向细胞质侧的一层质膜,称为外核膜,面向核质的一层质膜,称为内核膜。两层质膜的厚度相同,约 7.5nm 厚,它们之间的间隙宽 10~15nm,称为核周隙(图 2-12)。

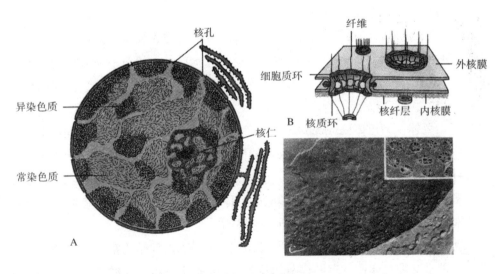

图 2-12　细胞核结构

A. 细胞核电镜结构模式图;B. 核孔复合体模式图;C. 核孔复合体冷冻蚀刻扫描电镜像

(引自 BloomandFawcett. Histology,1994)

外核膜表面常有核糖体附着,并与 rER 相连续,核周隙也与内质网池相通。因此,核膜也参与蛋白质的合成。内核膜表面光滑,无核糖体附着,其核质面有一层由细丝交织形成的致密层网状结构,称为核纤层(nuclear lamina)。内、外核膜常在某些部位融合形成环状开口,称为核孔(nuclear pore)(图 2-12)。核孔是直径 50~80nm 的圆孔。内、外核膜在孔缘处相连续,孔内有环,环周有 16 个球形亚单位,孔内、外缘各有 8 个亚单位。孔中央有中心颗粒,从中心颗粒发出放射状细丝与环周的亚单位相连(图 2-12)。核孔的环与中心颗粒组成核孔复合体。一般小分子物质直接穿过核膜,但 RNA 和蛋白质则须经核孔出入细胞核。

核膜的功能:①核膜构成核与细胞质之间的选择性屏障,将细胞核与细胞质分成两大结构与功能区。细胞核内进行 DNA 复制、RNA 转录与加工,而在细胞质内进行蛋白质的翻译,这样避免了互相干扰,使细胞的生命活动秩序井然。②核膜还能保护核内 DNA 分子免受由于细胞骨架运动所产生的机械损伤。③核膜通过核孔复合体使细胞核与细胞质进行物质交换。

(二)染色质和染色体

1.染色质　染色质(chromatin)是细胞间期的细胞核内由 DNA、组蛋白、非组蛋白及少量 RNA 组成的线形复合结构,是间期细胞遗传物质存在的形式。HE 染色标本中,染色质为分布于细胞核内的不均匀、易被碱性染料着色的物质。着色浅淡的部分称为常染色质(euchromatin),是细胞核内有功能活性的部分,主要合成 RNA;有的染色质着色很深,呈现为强嗜碱性的特点,称为异染色质(heterochmmatin),是核内功能静止的部分,无 RNA 转录活性。电镜下,染色质由颗粒与细丝组成,常染色质呈稀疏状、电子密度低的透明区;而异染色质则极为浓密,电子密度高(图 2-12)。

2.染色体　染色体(chromosome)是细胞在有丝分裂或减数分裂过程中由染色质(主要是 DNA 分子)超螺旋聚缩而成的棒状结构(图 2-13)。现已证明染色质的基本结构单位是核小体(nucleosome),它由 DNA 分子和相关蛋白质组装而成,在有丝分裂和减数分裂时,染色质浓缩形成染色体(图 2-13)。因此,染色质和染色体实际是细胞周期中不同功能阶段的同一种物质。

每一种属动物体细胞的染色体数目、形态、大小和内部结构都是恒定的。把一个细胞的全套染色体按一定顺序分组排列,就构成这一物种的核型(karyotype)或称为染色体核型。人类体细胞的染色体为二倍体,46 条,其中 44 条是常染色体(euchromosome),2 条是性染色体(sex-chromosome)。在男性,体细胞核型是 46,XY,而女性是 46,XX。生殖细胞的染色体数为单倍体,23 条。男性生殖细胞核型为 23,X,或 23,Y,女性生殖细胞核型为 23,X。在雌性哺乳动物体细胞的核内,两条 X 染色体中的任何一条,在细胞间期随机发生异染色质化而失活,仍然保持浓缩

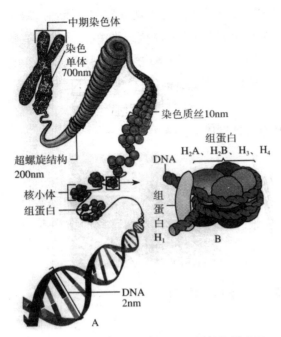

图 2-13　染色体、染色质和核小体结构模式图
A. 染色体、染色质和核小体关系模式图；
B. 放大的核小体中组蛋白和 DNA 关系模式图

状态，呈现一小块深染的染色质，紧贴在核膜内面，称为性染色质，或称为巴尔小体（Barr body），在白细胞的细胞核内中期染色体形成特殊的"鼓槌"样结构。在雄性的体细胞核内未发现这种结构。

3. 核小体　核小体（nucleosome）为直径约 10nm 的扁圆球小体，由一段 200 个碱基对的 DNA 和相关蛋白质组装而成（图 2-13）。核心由 4 种两分子的组蛋白（H_2A、H_2B、H_3、H_4）装配成盘状的八聚体，表面由含 140 个碱基对的 DNA 链盘绕八聚体 1.75 周。相邻核小体间的 DNA 链，称为连接段，含 10~70 个碱基对，并有组蛋白 H_1 附着。这种 10nm 的染色质丝是进行 RNA 转录的部分，呈舒展状态，即常染色质；而未执行功能的部位则螺旋化形成直径约 30nm 的染色质纤维，即异染色质。人体细胞核含 46 条染色质丝，其 DNA 总长约 1m，只有高度螺旋化，才能容纳在细胞核内。

染色质或染色体中的 DNA 是生物遗传的物质基础，是遗传信息复制的模板和基因转录的模板。基因（gene）是指 DNA 分子上的某段碱基序列，经过复制可以遗传给子代，并能经过转录和翻译合成细胞生命活动所需的各种蛋白质。

三、核仁

核仁（nucleolus）是细胞核内的一个圆形小体，无质膜包裹。在 HE 染色标本中，核仁因含 rRNA 而具有嗜碱性。多数细胞可有 1~4 个核仁，在蛋白质合成旺盛的细胞，核仁大而多。电镜下，核仁由纤维中心、致密纤维组分和颗粒组分组成。纤维中心含 rDNA、RNA 聚合酶 I 和结合的转录因子。rDNA，即核糖体 DNA。rD-NA 是可以转录产生 rRNA 的基因，rDNA 的活性改变在核仁周期（也就是细胞分裂过程中核仁的消失与重建）中发挥着重要作用。现已证明纤维中心的 rDNA 不进行转录形成核小体结构。在此区无组蛋白,但可在光镜下观察到嗜银蛋白。致密纤维组分是电子密度最高的部分,由致密的纤维组成。围绕纤维中心,含有具有转录活性的 rDNA、已转录的 rRNA 和特异结合蛋白,如银染–核仁组织者区(Ag–Nor)蛋白。在代谢活跃的细胞,颗粒组分是核仁的主要结构,由核糖核蛋白颗粒组成,是核糖体亚单位的前体颗粒。

核仁的主要功能是合成 rRNA 和组装核糖体的前体。

四、核基质

核基质由核液和核骨架(midear skeleton)组成。核液含水、离子和酶等无形成分。核骨架是由多种蛋白质形成的三维纤维网架结构,对细胞核的结构有支持作用。

第四节　细胞周期

细胞周期(cell cycle)是指连续分裂的细胞从上一次有丝分裂结束始,至下一次有丝分裂完成止所经历的全过程。细胞周期的两个主要时期为分裂间期和分裂期(图 2-14)。

（一）分裂间期

分裂间期(interphase)　一般持续时间较长,约占整个细胞周期的 95%。在间期内,细胞核无明显的形态学变化,但此时细胞核内的染色质处于最活跃的时期,除合成大量的蛋白质,执行各种细胞功能之外,染色体所含全部基因组的 DNA 也在细胞分裂间期进行复制。根据 DNA 合成程序,分裂间期又分为 DNA 合成前期(G_1 期)、DNA 合成期(S 期)和 DNA 合成后期(G_2 期)。

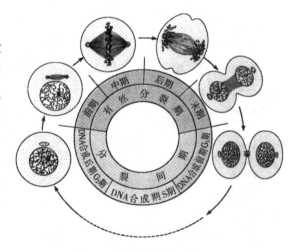

图 2-14　细胞周期示意图

1.G_1 期　G_1 期是细胞周期的第一阶段,此期的时间长短因细胞种类而异。历时几小时到几天。G_1 期早期主要是为在上次分裂后所形成的子细胞进入生长期开始合成其所需的各种蛋白质。G_1 期晚期主要合成某些启动蛋白,当这些蛋白质的量达到一定阈值时,才能启动 DNA 的合成,使细胞进入 S 期。若达不到阈值时,则成为静止细胞,进入 G_0 期。

2. S 期　S 期是 DNA 合成期,历时 8~12 小时。此期主要活动是合成 DNA 和蛋白质。DNA 复制后,含量增加 1 倍,结果使体细胞的 DNA 成为 4 倍体。同时还合成组蛋白和进行中心粒的复制。

3. G_2 期　G_2 期是 S 期后到有丝分裂期前的时期,此期历时 2~4 小时。主要活动是中心粒生长并成熟,完成有丝分裂所需的 RNA、蛋白质合成和能量的贮备。

二、分裂期(M 期)

分裂期(mitotic phase)比上述分裂间期所需的时间短,为 50~100 分钟,约占整个细胞周期时长的 5%。细胞分裂能力强弱不等,分裂能力强的细胞通过细胞分裂产生两个新的子细胞之后,很快进入分裂间期。有的细胞则完全丧失分裂能力,称为终末细胞(end cell),如红细胞等。

第五节　细胞分裂

人类的细胞分裂(celldivision)方式有 3 种,即无丝分裂、有丝分裂和减数分裂。

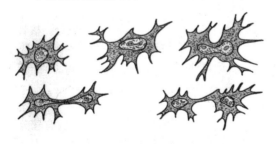

图 2-15　细胞无丝分裂模式图

1. 无丝分裂　无丝分裂(amitosis)又称为直接分裂,是一种比较简单的细胞分裂方式(图 2-15)。在无丝分裂中,核膜、核仁不消失。分裂开始时,细胞核变长,继之核膜出现绞窄,细胞核进一步拉长呈哑铃形,以后又逐渐分成两个细胞核,最后出现细胞质的分裂。

2. 有丝分裂　有丝分裂(mitosis)又称为间接分裂,是细胞的主要分裂方式,历时 1~2 小时。细胞分裂时,在光镜下可见到细胞内的细丝,故称为有丝分裂。有丝分裂是一个连续的细胞变化过程,通常根据形态变化将其分为 4 个期:即前期、中期、后期和末期。各期之间没有截然的界限(图 2-16)。

(1)前期(prophase):在前期,染色质形成染色体。中心粒开始移动,并移向细

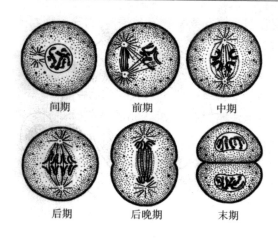

间期　　　　　前期　　　　　中期

后期　　　　　后晚期　　　　末期

图 2-16　细胞有丝分裂模式图

胞的两极,形成纺锤体。核仁与核膜逐渐消失。

（2）中期(metaphase)：在中期,细胞变为球形,核仁和核膜完全消失。染色体移到细胞的赤道板,从纺锤体发出的微管附着于每一个染色体的着丝点上。

（3）后期(anaphase)：在后期,由于纺锤体微管的活动,着丝点纵裂,两个姐妹染色单体分开,并向相反的方向移动,接近中心体,染色单体分为两组。细胞逐渐拉长,在赤道板处的细胞膜缩窄,细胞呈哑铃形。

（4）末期(telophase)：在末期,染色单体逐渐解螺旋,重新出现染色质丝和核仁。内质网形成核膜;细胞赤道板的缩窄加深,最后分裂为两个 2 倍体的子细胞。

3. 减数分裂　　减数分裂(meiosis)是特殊的分裂方式,只发生在生殖细胞形成过程的某个阶段。它的主要特点是细胞进行一次 DNA 的复制,而完成两次细胞分裂。两次分裂分别称为减数分裂期 I 和减数分裂期 II。减数分裂的过程如下。

（1）减数分裂斯 I：分为前期 I、中期 I、后期 I 和末期 I。

①前期 I：历时较长,有的可达几周、几年,甚至几十年。此期可分为细线期、偶线期、双线期、粗线期和终变期。但此期主要发生的活动是染色质变成染色体,一条染色体由两条单体通过着丝点连接。然后同源染色体(即来自父母双方)配对,形成四分体,同源染色体之间的基因随机进行交换,形成新的等位基因组合。核仁和核膜消失。

②中期 I：四分体的染色体移向赤道板,纺锤体的微管各与同极侧的染色体着丝点相连。

③后期 I：同源染色体受纺锤体微管的作用,移向细胞的两极。移向两极的同源染色体含有两条染色单体,结果是到达每一极的染色体数量是细胞染色体总数量的一半。

④末期 I：同有丝分裂末期,核膜重建,分裂形成两个子细胞,其染色体为 23条(n),但每个染色体由两条染色单体组成。

（2）减数分裂期 II：第一次减数分裂完成后,即进行第二次减数分裂,其分裂过程与有丝分裂过程相似,但无 DNA 的复制。第一次减数分裂形成的两个子细胞内的染色体是同源染色体的分离,分别是 23 条,但每条染色体有两个相连的姐妹染色单体。第二次减数分裂是第一次减数分裂形成的姐妹染色单体的分离。经两次减数分裂后性细胞染色体的数目是体细胞染色体数目的一半,受精后染色体恢复到体细胞染色体的数目。

第三章 上皮组织

上皮组织(epithelial tissue)简称为上皮(epithelium),由大量形态较规则并排列紧密的细胞和极少量的细胞外基质所组成。上皮细胞具有明显的极性(polarity),即上皮细胞的两端在结构和功能上具有明显的差别。上皮细胞朝向体表或有腔器官的腔面,称为游离面;与游离面相对的朝向深部结缔组织的另一面,称为基底面。上皮细胞基底面附着于基膜上,并借此膜与结缔组织相连。绝大多数上皮组织内无血管,其所需营养依靠结缔组织内的血管提供,血液中的营养物质透过基膜渗透到上皮细胞间隙中。上皮组织内富有感觉神经末梢。

上皮组织具有保护、吸收、分泌和排泄等功能。位于身体不同部位和器官的上皮具有不同的功能,如分布在体表的上皮以保护功能为主。上皮组织主要分为被覆上皮和腺上皮两大类。在某些部位少数上皮细胞还可特化为感觉上皮、生殖上皮和肌上皮等。本章主要叙述被覆上皮和腺上皮。

第一节 被覆上皮

被覆上皮分布广泛,主要分布在身体表面或有腔器官的内表面。根据其上皮细胞的排列层数和在垂直切面上细胞的形状可进行如下分类(表 3-1)。

表 3-1 被覆上皮的类型和主要分布

上皮类型			主要分布
单层上皮	单层扁平上皮	内皮:	心、血管和淋巴管的腔面
		间皮:	胸膜、腹膜和心包膜的表面
		其他:	肺泡和肾小囊壁层的上皮
	单层立方上皮		肾小管和甲状腺滤泡上皮等
	单层柱状上皮		胃、肠和子宫等腔面
	假复层纤毛柱状上皮		呼吸管道等腔面

续 表

上皮类型			主要分布
复层上皮	复层扁平上皮	未角化的：	口腔、食管和阴道等腔面
		角化的：	皮肤的表皮
	复层柱状上皮		眼睑结膜和男性尿道
	变移上皮		肾盏、肾盂、输尿管和膀胱等腔面

1.单层扁平上皮 单层扁平上皮(simple squamous epithelium)很薄,只有一层扁平细胞。从上皮的表面观察,细胞呈不规则形或多边形,细胞核椭圆形,位于细胞中央。细胞边缘呈锯齿状或波浪状,互相嵌合。从上皮的垂直切面观察,细胞扁薄,细胞质很少,只有含细胞核的部分略厚(图 3-1,图 3-2)。衬贴在心、血管和淋巴管腔面的单层扁平上皮,称为内皮(endothelium)。分布在胸膜、腹膜和心包膜表面的单层扁平上皮,称为间皮(mesothelium)。内皮和间皮可保持器官表面光滑,利于血液和淋巴液的流动,或减缓器官间的摩擦。

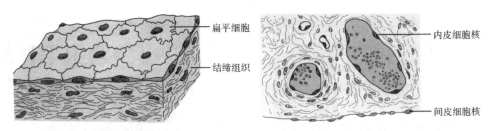

图 3-1 单层扁平上皮立体结构模式图　　图 3-2 单层扁平上皮切面光镜结构模式图

2.单层立方上皮 单层立方上皮(simple cuboidal epithelium)由一层近似立方形的细胞组成(图 3-3,图 3-4)。从上皮表面观察,每个细胞呈六角形或多角形;由上皮的垂直切面观察,细胞呈立方形。细胞核圆形,位于细胞中央。这种上皮见于肾小管、甲状腺滤泡和视网膜色素上皮等处。

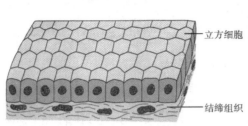

图 3-3　单层立方上皮立体结构模式图

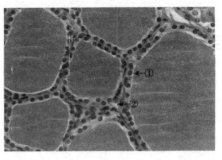

图 3-4　单层立方上皮切面光镜像(甲状腺)
①单层立方上皮;②结缔组织

3. 单层柱状上皮　单层柱状上皮(simple columnar epithelium)由一层棱柱状细胞组成。从表面观察,细胞呈六角形或多角形;从上皮的垂直切面观察,细胞呈柱状,细胞核长椭圆形,其长轴多与细胞长轴平行,常位于细胞近基底部。此种上皮大多分布在胃肠、子宫、肾集合管、胆囊和输卵管的腔面,有吸收或分泌的功能。分布在小肠腔面的柱状上皮游离面有微绒毛,密集排列形成光镜下所见的纹状缘(striated border)。柱状细胞间还散在有杯状细胞(goblet cell)。杯状细胞形似高脚酒杯状,底部狭窄,含深染的细胞核,顶部膨大,充满分泌颗粒。由于颗粒中含黏蛋白(一种糖蛋白,PAS 反应阳性),故称为黏原颗粒(mudnogen granule)。黏蛋白分泌后,与水结合形成黏液,可润滑和保护上皮(图 3-5,图 3-6)。

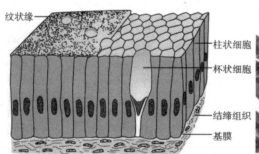

图 3-5　单层柱状上皮立体结构模式图

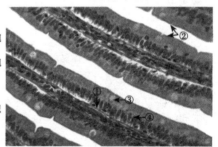

图 3-6　单层柱状上皮切面光镜像(小肠)
①基膜;②纹状缘;③杯状细胞;④柱状细胞核

分布在子宫和输卵管等腔面的单层柱状上皮,因其细胞游离面具有纤毛而称为单层纤毛柱状上皮(simple ciliated columnar epithelium)。

4. 假复层纤毛柱状上皮　假复层纤毛柱状上皮(pseudostratified ciliated colum-nar epithelium)由柱状细胞、梭形细胞、锥体形细胞和杯状细胞组成。柱状细胞游离面具有纤毛。虽然这几种细胞形态不同、高低不等,但细胞基底部均附在基膜上,细胞核的位置也不在同一水平上,因此,由垂直切面观察形似复层上皮,实际为单层上皮(图3-7,图3-8)。

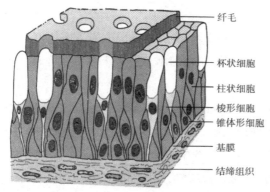

图3-7 假复层纤毛柱状上皮立体结构模式图

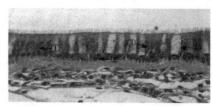

图3-8 假复层纤毛柱状上皮切面光镜像
①柱状细胞;②锥体形细胞;
③梭形细胞;④杯状细胞

假复层纤毛柱状上皮主要分布在呼吸管道的内表面。另外,分布在输精管和附睾管的该类上皮内无杯状细胞,柱状细胞的游离面无纤毛,故称为假复层柱状上皮(pseudostratified columnar epithelium)。

5. 复层扁平上皮 复层扁平上皮(stratified squamous epithelium)由多层细胞组成,因表层细胞呈扁平鳞片状,又称为复层鳞状上皮(图3-9)。由上皮的垂直切面观察,细胞形状不一。紧靠基膜的一层基底层细胞为立方形或矮柱状,细胞较幼稚,具有旺盛的分裂能力,新生的细胞渐向浅层移动,以补充表层脱落的细胞。基底层以上是数层多边形的细胞,再向上为梭形细胞,浅层为几层扁平细胞。最表层的扁平细胞已经退化,这种

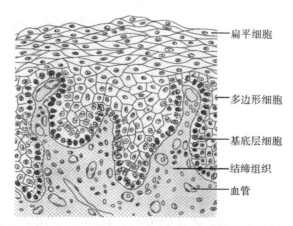

图3-9 复层扁平上皮切面光镜结构模式图

上皮与深部结缔组织的连接呈凹凸不平,可增加两者的连接面积,以保证上皮组织的营养供应。

位于表皮的复层扁平上皮,浅层细胞的细胞核消失,细胞质中充满角蛋白,细胞干硬,并不断脱落,这种上皮称为角化的复层扁平上皮。衬贴在口腔和食管等腔面的复层扁平上皮,浅层细胞有细胞核,含角蛋白少,称为未角化的复层扁平上皮。复层扁平上皮具有耐摩擦和阻止异物侵入等作用,受损伤后有很强的再生修复能力。

6. 复层柱状上皮　复层柱状上皮(stratified columnar epithelium)的深层为一层或几层多边形细胞,浅层为一层排列较整齐的柱状细胞。此种上皮只见于眼睑结膜和男性尿道等处。

7. 变移上皮　变移上皮(transitional epithelium)又称为移行上皮,分布于排尿管道,分为表层细胞、中间层细胞和基底层细胞。变移上皮的特点是细胞形状和层数可随器官的收缩与扩张状态而变化。如膀胱收缩时,上皮变厚,细胞层数变多,细胞呈立方形;膀胱扩张时,上皮变薄,细胞层数减少,细胞呈扁梭形。其表层细胞较大、较厚,称为盖细胞。一个盖细胞可覆盖几个中间层细胞(图 3-10)。

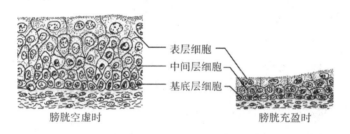

图 3-10　变移上皮光镜结构模式图(膀胱)

第二节　腺上皮和腺

腺上皮(glandular epithelium)是由腺细胞组成的以分泌功能为主的上皮。腺(gland)是以腺上皮为主要成分所构成的器官。腺大多起源于由内胚层或外胚层分化的被覆上皮,也有来自中胚层分化的上皮。这些上皮细胞分裂增殖,形成细胞索,凹陷入深部的结缔组织中,分化成腺(图 3-11)。腺细胞的分泌物中有酶类、黏液和激素等。有的腺分泌物经导管排至体表或器官腔内,称为外分泌腺(exocrine gland),如汗腺、胃腺等;有的腺没有导管,分泌物释入血液和淋巴中,称为内分泌腺(endocrine gland),如甲状腺、肾上腺等。本章只介绍外分泌腺的一般结构。

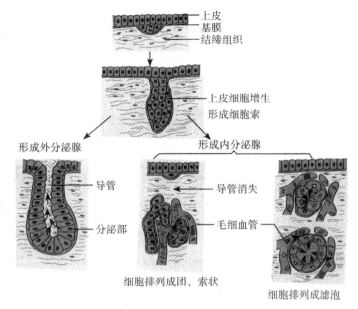

图 3-11　腺的发生模式图

（一）外分泌腺的结构和分类

外分泌腺分为单细胞腺和多细胞腺。分泌黏液的杯状细胞就是单细胞腺，人体内绝大多数外分泌腺属于多细胞腺。一般由分泌部和导管两部分组成。

1.分泌部　一般由一层腺上皮细胞组成，中央有腔。分泌部的形状为管状、泡状或管泡状。泡状和管泡状的分泌部常称为腺泡（acinus）。组成腺泡的腺细胞，因结构和分泌物性质的不同一般可分为浆液性细胞或黏液性细胞（见后文）。这两种腺细胞分别可以组成浆液性腺泡和黏液性腺泡。由浆液性腺泡和黏液性腺泡共同组成的腺泡，称为混合性腺泡。

2.导管　直接与分泌部通连，由单层或复层上皮构成，可将分泌物排至体表或器官腔内。腺的导管还有吸收水和电解质及排泌作用。

外分泌腺根据导管有无分支可分为单腺（simple gland）和复腺（compound gland）。分泌部的形状为管状、泡状或管泡状。因此，可将外分泌腺的形态分为单管状腺、单泡状腺、复泡状腺和复管泡状腺等（图 3-12）。

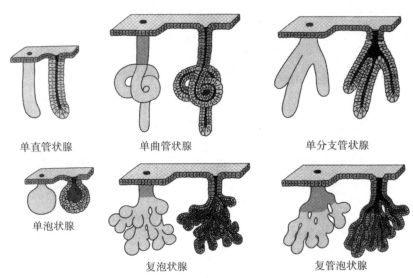

単直管状腺　　　　　単曲管状腺　　　　　　　単分支管状腺

単泡状腺

复泡状腺　　　　　　　　　　复管泡状腺

图 3-12　几种外分泌腺的结构模式图

（二）外分泌腺细胞的分泌过程

外分泌腺细胞的分泌过程包括原料的摄取及分泌物的合成、贮存和排出等步骤。大部分腺细胞分泌过程的步骤有明显的周期性，各阶段都呈现出一定的形态特点。大致分为蛋白质分泌细胞、糖蛋白分泌细胞和脂类分泌细胞。

1. 蛋白质分泌细胞　蛋白质分泌细胞（protein-secreting cell）大多呈锥体形或柱状，细胞核圆形，位于细胞中央或靠近基底部。细胞基底部细胞质显强嗜碱性，顶部细胞质内聚集着许多圆形分泌颗粒，HE 染色呈红色，具有这些结构特点的蛋白质分泌细胞称为浆液性细胞（serous cell）。电镜下，细胞基底部有密集平行排列的粗面内质网，并有许多线粒体分布于内质网扁囊之间，细胞核上方具有发达的高尔基复合体（图 3-13）。细胞分泌过程经以下几个步骤：①细胞摄入合成分泌物所需的氨基酸等原料；②氨基酸结合到粗面内质网的核糖体上合成蛋白质，进入粗面内质网腔内；③粗面内质网以出芽方式形成小泡，将蛋白质输送到高尔基复合体；④蛋白质进入高尔基复合体，经过加工和浓缩，形成有质膜包裹的分泌颗粒；⑤分泌颗粒聚集在细胞顶部，当分泌物释放时，分泌颗粒的质膜与顶部细胞膜融合，以出胞的方式，将分泌物释放到细胞外。整个分泌过程所需的能量由线粒体产生的 ATP 供给。浆液性细胞的分泌物为较稀薄的液体，其中含有不同的酶，如各种消化酶等。

2. 糖蛋白分泌细胞　糖蛋白分泌细胞（glycoprotein-secreting cell）分泌糖蛋白，也称为黏蛋白（mucoprotein，mucin）。细胞分泌的糖蛋白释放后，与水结合成黏

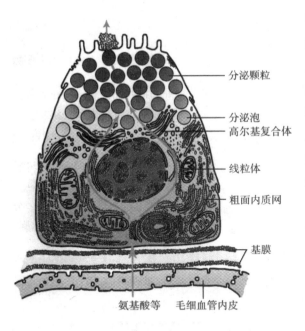

分泌颗粒

分泌泡
高尔基复合体

线粒体

粗面内质网

基膜

氨基酸等　毛细血管内皮

图 3-13　胰腺浆液性细胞分泌过程示意图

性液体,称为黏液(mucus),覆盖在上皮游离面,起滑润和保护上皮的作用。人体分泌黏液的细胞很多,主要分布于消化管和呼吸道。杯状细胞是散在于上皮中的一种典型的分泌黏液的细胞。另外,分泌黏液的细胞也组成大小不等的腺。分泌黏液的细胞大多呈柱状或锥体形,顶部细胞质内含许多较大的分泌颗粒,用 PAS 法染色时,颗粒着色很深。在 HE 染色切片中,因不易保存分泌颗粒,致使分泌颗粒所在部位着色很浅,呈泡沫状或空泡状。细胞核常较扁,位于细胞基底部,.细胞核周围的细胞质显弱嗜碱性。光镜下,将具有这些结构特点的细胞称为黏液性细胞(mucous cell)。电镜下,细胞基底部有较多的粗面内质网和游离核糖体;高尔基复合体很发达,位于细胞核上方;顶部细胞质内含有许多有质膜包裹的分泌颗粒。不同的腺分泌的糖蛋白化学组成有差别,腺细胞的结构也有所不同。

糖蛋白的合成包括蛋白质和多糖的合成,以及蛋白质与多糖结合形成糖蛋白。蛋白质的合成过程与蛋白质分泌细胞基本相同,多糖在高尔基复合体合成,并在此与蛋白质结合成糖蛋白;然后形成分泌颗粒,聚集在细胞顶部,以出胞的方式将分泌物释放到细胞外。

3.脂类分泌细胞参见皮肤附属器——皮脂腺。

第三节　上皮细胞的特化结构

上皮组织的细胞为了与其功能及其所处的内外环境相适应,常在其游离面、基底面及侧面分化形成多种特殊的结构。这些特殊结构有的是由细胞膜和细胞质构成的,有的是由细胞膜、细胞质和细胞外基质共同构成的。但是细胞表面的特化结构并非仅存在于上皮组织的细胞,在其他组织的细胞表面也可见到,如肌细胞、结缔组织细胞和神经胶质细胞等。

一、上皮细胞的游离面

1. 微绒毛　微绒毛(micmvillus)是上皮细胞游离面的细胞膜和细胞质伸出的微细指状突起,在电镜下清晰可见。光镜下所见小肠上皮吸收细胞游离面的纹状缘和肾近端小管上皮细胞游离面的刷状缘(brush border)都是整齐而又密集排列的微绒毛(图3-14)。微绒毛直径约0.1μm,长度因细胞种类或细胞生理状态的不同而有很大差别。绒毛轴心的细胞质内含有许多纵行的微丝。微丝上端伸到微绒毛顶部,下端插入细胞质内并附着于此处细胞质的终末网(terminal web)(图3-14)。终末网是微绒毛基部细胞质内与细胞表面平行的微丝网。微丝网中的微丝附着于细胞侧面的中间连接处,有固定微绒毛的作用。微绒毛中的微丝为肌动蛋白丝。终末网中还有肌球蛋白,其收缩可使微绒毛伸长或缩短。微绒毛使细胞的表面积显著增大,有利于扩大细胞的吸收面积。

2. 纤毛　纤毛(cilium)是上皮细胞游离面的细胞膜和细胞质伸出的较长突起,并具有向一定方向节律性摆动的能力。纤毛比微绒毛粗而长,一般长5~10μm,直径为0.2~0.5μm,纤毛基部有一个致密颗粒,称为基体(basal body),可控制和调节纤毛的活动。许多纤毛的协调摆动像风吹麦浪一样,把黏附在上皮表面的分泌物和颗粒状物质向一定方向推送,例如呼吸道大部分的腔面是有纤毛的上皮,由于纤毛的定向摆动,可把被吸入的灰尘和细菌等排出。

纤毛的内部结构比微绒毛复杂。电镜下,纤毛表面有细胞膜,内为细胞质,其中有纵向排列的微管。微管的排列有一定的规律,中央为2条完整的微管,周围为9组成对的双联微管(图3-15)。基体的结构与中心粒基本相同,纤毛中的微管与基体的微管相连。微管与纤毛的摆动有关。纤毛的双联微管中含有一种具有ATP酶活性的蛋白质,称为动力蛋白(dynein),纤毛的运动可能是此种蛋白质分解ATP使微管之间产生滑动所致。某些上皮细胞的游离面伸出的细长突起,虽然类似纤毛,但不能运动,其结构与微级毛结构相同,称为静纤毛(stereo cilium)。典型的静纤毛分布在附睾的上皮。内耳、味觉及听觉器官的毛细胞也有静纤毛。

二、上皮细胞的侧面

在上皮细胞侧面分化形成的特殊结构为细胞连接(cell junction),只有在电镜下才能观察到,常呈点状、斑状和带状结构。上皮细胞间隙很窄,相邻细胞间以钙黏连蛋白互相结合,有较强的细胞黏着作用。一般以柱状上皮细胞间的连接最为典型,细胞连接可分为紧密连接、中间连接、桥粒和缝隙连接。

1. 紧密连接　紧密连接(tight junction)又称为闭锁小带(zonula occludens),位于细胞的侧面顶端。在超薄切片上,此处相邻细胞膜形成2~4个点状融合,融合处细胞间隙消失,非融合处有极窄的细胞间隙。观察紧密连接的最佳方法是冷冻蚀刻复型法,用这种技术可劈开细胞膜的双层脂质,暴露膜内的蛋白质,用透射电镜观察。在紧密连接处的膜内,蛋白质颗粒排列成2~4条线性结构,它们又交错形成网格,呈带状环绕细胞(图3-14)。相邻的细胞连接面上,这种网格互相吻合,蛋白质颗粒与蛋白质颗粒对接,封闭了细胞间隙。所以,紧密连接可阻挡物质穿过细胞间隙,具有屏障作用。

2. 中间连接　中间连接(intermediate junction)又称为黏着小带(zonula adherens),多位于紧密连接下方,环绕上皮细胞顶部(图3-14)。在中间连接处,相邻细胞之间有15~20nm的间隙,内有中等电子密度的丝状物连接相邻的细胞膜,膜的细胞质内面有薄层致密物质和微丝附着,微丝组成终末网。这种连接也见于心肌细胞间的闰盘。中间连接除有黏着作用外,还有保持细胞形状和传递细胞收缩力的作用。

3. 桥粒　桥粒(desmosome)又称为黏着斑(macula adherens),呈斑状连接,大小不等,位于中间连接的深部(图3-14)。连接区的细胞间隙宽20~30nm,其中有低密度的丝状物,间隙中央有一条与细胞膜相平行而

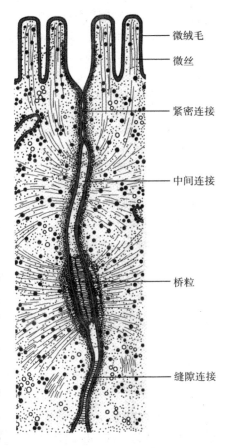

微绒毛
微丝
紧密连接
中间连接
桥粒
缝隙连接

图3-14　单层柱状上皮特化结构模式图

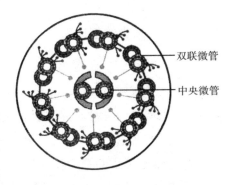

双联微管
中央微管

图3-15　纤毛横切面电镜结构模式图

致密的中间线,此线由丝状物质交织而成。细胞膜的细胞质面有较厚的致密物质

构成的附着板,细胞质内有许多直径10nm的张力细丝附着于板上,并常折成袢状返回细胞质,起固定和支持作用。桥粒是一种很牢固的细胞连接,像铆钉般把细胞相连,在易受摩擦的皮肤、食管等部位的复层扁平上皮中尤其发达。

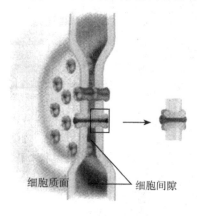

细胞质面　　　细胞间隙

图3-16　缝隙连接电镜结构模式图

4.缝隙连接　缝隙连接(gap junction)又称为通信连接(communication junction),呈斑状,位于柱状上皮深部。此处细胞间隙很窄,仅2～3nm,并见相邻两细胞的间隙中有许多间隔大致相等的连接点(图3-14)。利用冷冻蚀刻复型等方法的研究证明,相邻两细胞的细胞膜内有许多分布规律的柱状颗粒,每个颗粒直径为7～9nm,由6个亚单位合并组成,中央有直径约2nm的管腔。相邻两细胞膜中的颗粒彼此相接,管腔也通连,成为细胞间直接交通的管道(图3-16)。在钙离子和其他因素作用下,管道可开放或闭合,可供细胞相互交换某些小分子物质和离子,借以传递化学信息,调节细胞的分化和增殖。此种连接的电阻低,在心肌细胞之间、平滑肌细胞之间和神经细胞之间,可经此处传递电冲动。

以上4种细胞连接,只要有两个或两个以上同时存在,则称为连接复合体(junctional complex)。细胞连接的存在和数量常随器官不同发育阶段和功能状态及病理变化而改变。例如在生精过程中,随着精原细胞的分化,支持细胞间的紧密连接可开放和重建。

三、上皮细胞的基底面

1.基膜　基膜(basement membrane)是上皮细胞基底面与深部结缔组织之间共同形成的薄膜。由于很薄,在HE染色切片一般不能分辨,但假复层纤毛柱状上皮和复层扁平上皮的基膜较厚,可见呈粉红色。用镀银染色,基膜呈黑色。在电镜下,基膜由靠近上皮的基板(basal lamina)和与结缔组织相连的网板(reticular lamina)所构成(图3-17),也可由两层基板构成,如肾血管球的基膜。在毛细血管内皮下、肌细胞和某些神经胶质细胞的周围,基膜仅由基板构成。

基板由上皮细胞分泌产生,厚50～100nm,分为两层。电子密度低的,紧贴上皮细胞基底面的一薄层为透明层(lamina lucida),其下面电子密度高的均质层为致

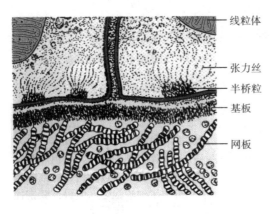

图3-17　基膜与半桥粒电镜结构模式图

密层(lamina densa)。构成基板的主要成分有层黏连蛋白、Ⅳ型胶原蛋白和硫酸肝素蛋白多糖等。层黏连蛋白(laminin)是一种大分子的黏连性糖蛋白,具有与上皮细胞等多种细胞,与Ⅳ型胶原蛋白、硫酸肝素蛋白多糖等细胞外基质成分相结合的部位,因此在细胞与细胞外基质的连接中起媒介作用,能促进细胞黏着在基膜上并铺展开。

网板是由结缔组织的成纤维细胞分泌产生的,主要由网状纤维和基质构成,有时可有少许胶原纤维。

基膜的功能除具有支持、连接和固着作用外,还是半透膜,有利于上皮细胞与深部结缔组织进行物质交换。基膜还能引导上皮细胞移动,影响细胞的增殖和分化。

2. 质膜内褶　质膜内褶(plasma membrane infolding)是上皮细胞基底面的细胞膜折向细胞质所形成的许多内褶(图3-18),常见于肾小管等处。内褶与细胞基底面垂直,光镜下称为基底纵纹。电镜下,内褶间含有与其平行的长线粒体。质膜内褶的主要作用是扩大细胞基底部的表面积,有利于水和电解质的迅速转运。

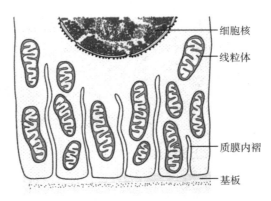

图3-18　质膜内褶电镜结构模式图

3. 半桥粒　半桥粒(hemidesmo-some)位于上皮细胞基底面。半桥粒为桥粒结构的一半(图3-17),质膜内也有附着板,张力细丝附着于板上,也折成袢状返回细胞质,主要作用是将上皮细胞固着在基膜上。

第四节　　上皮组织的更新和再生

　　在生理状态下,上皮的细胞不断地衰老、死亡和脱落,并不断地由上皮中的未分化细胞增殖补充,这是生理性的更新。皮肤的复层扁平上皮和胃肠的单层柱状上皮尤为明显。如胃肠的上皮 2~5 天更新一次。上皮细胞除了有较强的生理性更新外,当炎症或创伤等原因造成上皮损伤后,上皮细胞还具有较强的再生和修复能力。这种能力是由周围或深层未受损伤的上皮细胞增生补充并移向损伤表面而形成新的上皮,从而恢复原有上皮细胞的形态结构。上皮组织的更新和再生受诸多因素和因子的影响。

第四章　结缔组织

结缔组织（connective tissue）由细胞和大量细胞外基质（extracellular matrix，ECM）构成。细胞外基质（又称为细胞间质）是细胞之间的物质，包括基质、纤维和组织液。基质呈均质状，纤维为细丝状，组织液是不断循环更新的液体。结缔组织的细胞种类较多，散在于细胞间质中，无极性。广义的结缔组织包括固有结缔组织、软骨组织、骨组织和血液。一般所称的结缔组织，即指固有结缔组织。结缔组织在体内广泛分布，具有支持、连接、防御、保护、营养和修复等功能。

结缔组织是由胚胎发育时期的间充质（mesenchyme）分化而来的。间充质由间充质细胞和大量稀薄的基质组成。间充质细胞（mesenchymal cell）呈星状多突起形，相邻细胞以突起连接成网；细胞核大，染色浅，核仁明显；细胞质弱嗜碱性（图4-1）。间充质细胞是一种低分化的细胞，

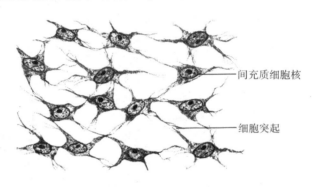

图4-1　间充质结构模式图

在胚胎发育过程中可分化成多种结缔组织细胞、血管内皮细胞和肌细胞等。成体的结缔组织内仍保留少量的未分化间充质细胞。

本章重点介绍固有结缔组织（connective tissue proper）的结构和功能。固有结缔组织分为疏松结缔组织、致密结缔组织、脂肪组织和网状组织等4种类型。

第一节　疏松结缔组织

疏松结缔组织（loose connective tissue）又称为蜂窝组织（areolar tissue），在体内广泛分布于器官之间、组织之间，甚至细胞之间。主要形态结构特点是纤维较少且分布比较疏松，细胞种类多，基质比较丰富。该组织具有支持、连接、防御、保护、营养和修复等功能。

一、细胞

疏松结缔组织中的细胞有成纤维细胞、巨噬细胞、浆细胞、肥大细胞、脂肪细胞和未分化间充质细胞。此外,还可见少量来自血液的各种白细胞。

1.成纤维细胞成纤维细胞(fibroblast)是疏松结缔组织的主要细胞类型,常附着在胶原纤维上。成纤维细胞的体积较大,呈扁平星状多突起形;细胞核大,呈椭圆形,染色淡,核仁明显;细胞质较丰富,呈弱嗜碱性(图4-2,图4-3)。电镜下可见细胞质内含有丰富的粗面内质网、游离核糖体和发达的高尔基复合体,在细胞质的周边近质膜部有微丝和微管(图4-4)。这些结构特点表明它具有旺盛的合成和分泌蛋白质的能力。成纤维细胞的功能是合成和分泌胶原蛋白、弹性蛋白和蛋白多糖等成分,以构建结缔组织中的胶原纤维、弹性纤维、网状纤维和基质等结构。

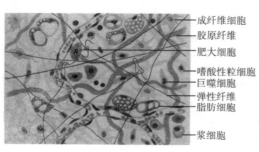

图4-2　疏松结缔组织结构组成
(大网膜)铺片模式图

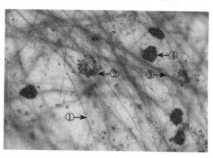

图4-3　疏松结缔组织(大鼠肠系膜)
铺片光镜像
①弹性纤维;②巨噬细胞;
③胶原纤维;④肥大细胞

不活跃的成纤维细胞又称为纤维细胞(fibrocyte)。纤维细胞的体积比较小,多呈梭形或扁平星状;细胞核较小,染色较深;细胞质较少,呈弱嗜酸性。电镜下可见其细胞质内粗面内质网少,高尔基复合体不发达(图4-4)。以上结构特点表明纤维细胞处于功能不活跃状态。但是在组织受损伤或创伤后修复过程中,纤维细胞可转化为功能活跃的成纤维细胞,并向受损部位迁移,形成新的细胞外基质。

2.巨噬细胞　巨噬细胞(macrophage)又称为组织细胞(histiocyte),数量比较多且分布广。其形态可随功能状态不同而变化,一般情况下多呈圆形或椭圆形。当功能活跃时,巨噬细胞可伸出较长的伪足而呈不规则形。细胞核较小,呈圆形或椭圆形,染色较深。细胞质丰富,多呈嗜酸性,含空泡或异物颗粒(图4-2,图4-3)。电镜下,可见其表面有许多皱褶、小泡和微绒毛;细胞质内含大量初级溶酶体、次级溶酶体、吞噬体、吞饮小泡和残余体(图4-5);近细胞膜处的细胞质内有较多的微丝和微管。

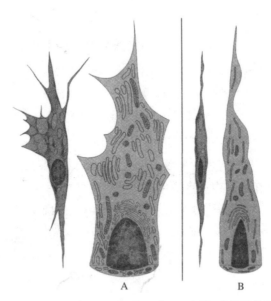

图4-4　成纤维细胞(A)和纤维细胞(B)光镜、电镜结构模式图

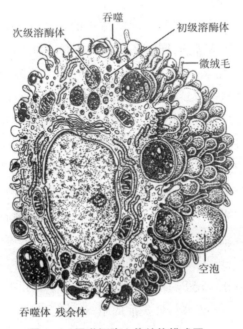

图4-5　巨噬细胞立体结构模式图

巨噬细胞是由血液内的单核细胞穿出血管后分化而成的。单核细胞进入结缔组织后,体积增大,细胞质内溶酶体增多,吞噬能力增强,并逐渐分化为巨噬细胞。在不同的器官、组织中,巨噬细胞存活的时间不同,一般为 2 个月或更长,其主要功能如下:

(1)趋化性的变形运动:巨噬细胞有很强的变形运动能力。细菌的代谢产物和在细菌的作用下组织所产生的变性蛋白质等多种物质均为其趋化因子,以吸引它向着局部以变形运动方式进行定向运动。

(2)吞噬作用:巨噬细胞能识别外来的异物和本组织衰老变性的成分,并将其先黏附在细胞表面,然后伸出伪足将它们包围,吞噬到细胞内成为吞噬体。吞噬体与其初级溶酶体融合形成次级溶酶体后,将被消化分解;不能被完全消化分解的物质则为残余体,积存在细胞内。巨噬细胞也有很活跃的吞饮作用,吞饮小泡的消化降解过程基本上与吞噬体的处理过程相同。

(3)参与免疫应答:巨噬细胞能识别和捕捉侵入机体的病原微生物等抗原物质。被巨睡细胞捕捉的抗原物质经加工处理后,将与主要组织相容性复合体(major histocompatibility complex,MHC) II 类分子复合物一同被输送到细胞表面,以呈递给淋巴细胞,并激活淋巴细胞,引起免疫应答。另外,巨噬细胞还可通过分泌某些细胞因子参与调节免疫应答。因此,巨噬细胞成为免疫系统中单核吞噬细胞系统的重要成员(参见免疫系统)。

(4)分泌功能:巨噬细胞能释放溶酶体中的水解酶,以进行细胞外的物质分解,如分解细菌壁,以杀灭细菌;同时还能分泌 100 多种生物活性物质,如干扰素、补体、白细胞介素 1 和溶菌酶等,在多个环节参与或调节机体的防御功能。

3.浆细胞　浆细胞(plasma cell)呈圆形或卵圆形,大小不等;细胞核圆形,较小,常偏于一侧,染色质致密呈块状,多位于核膜内面,呈辐射状排列;细胞质呈强嗜碱性,近核周有一片染色较淡的细胞质区域(图 4-2,图 4-6),被称为核周晕。电镜下可见浆细胞的细胞质内含有大量平行排列的粗面内质网,核周晕区内有发达的局尔基复合体和中心体(图 4-6 右下图)。以上结构特点表明浆细胞具有旺盛的合成蛋白质的功能。

浆细胞来源于 B 细胞。在抗原的刺激下,B 淋巴母细胞化并增殖分化为浆细胞,能合成和分泌免疫球蛋白(immunoglobulin,Ig),即抗体,参与体液免疫。浆细胞在一般结缔组织中分布较少,而在病原微生物易于入侵的部位如消化管和呼吸道黏膜固有层的结缔组织以及慢性炎症的组织中则含量丰富。

4.肥大细胞　肥大细胞(mast cell)多见于小血管周围的结缔组织区域中。细

胞体较大,呈圆形或椭圆形;细胞核
较小,呈圆形;细胞质内充满粗大、
具有异染性的嗜碱性颗粒(图4-2,
图4-3)。颗粒为水溶性,在HE染
色标本上不易分清。电镜下可见颗
粒大小不一,呈圆形或卵圆形,表面
有单位膜包裹;颗粒内部的结构常
呈多样性,在深染的颗粒基质内含
螺旋状或网格状晶体,或含细粒状
物质(图4-7)。肥大细胞的颗粒内
主要是组胺、嗜酸性粒细胞趋化因
子和肝素等化学物质。此外,该细
胞还能分泌白三烯等。组胺与白
三烯能使细支气管平滑肌收缩、使
微静脉与毛细血管扩张并且通透
性增加,可造成大量液体从血管内
渗出,形成局部组织水肿,在皮肤
则表现为荨麻疹,在细支气管则造
成通气不畅、呼吸困难,引起哮喘。
以上过程称为过敏反应(allergic
reaction)。嗜酸性粒细胞趋化因子
能吸引嗜酸性粒细胞移动到过敏
反应的部位,参与抗过敏反应。肝

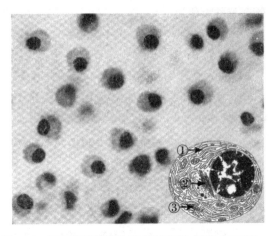

图4-6 浆细胞光镜像和电镜结构模式图(右下图)
①粗面内质网;②高尔基复合体;③线粒体

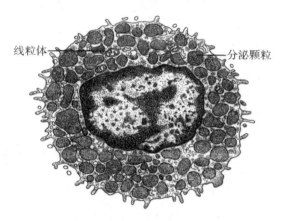

图4-7 肥大细胞电镜结构模式图

素则具有抗凝血作用。肥大细胞在释放其颗粒内含物时,颗粒合并,形成脱粒管
道,并开口于细胞表面。由于白三烯不在颗粒内储存,故较组胺等成分的释放要迟
缓些。

　　5.脂肪细胞　脂肪细胞(fat cell)体积大,呈圆形,脂肪常聚集成大滴位于细胞
中央,其余的细胞质成分则被挤到周围成薄薄一层,细胞核呈扁圆形并多居于细胞
一侧(图4-2)。在HE染色标本上,由于脂滴已被溶去而呈空泡状。脂肪细胞多
分布在血管周围的结缔组织中,呈单个或成群分布。主要功能是合成并贮存脂肪,
参与能量代谢与脂类代谢等。

　　6.未分化间充质细胞　未分化间充质细胞(undifferentiated mesenchymal cell)

形态与纤维细胞相似,体积较小,是保留在成体结缔组织内的一些较原始细胞,即结缔组织干细胞。它们保持着间充质细胞的多向分化潜能,可增殖分化为成纤维细胞、脂肪细胞、血管壁平滑肌细胞和内皮细胞等。间充质细胞常分布在小血管,尤其是毛细血管周围。

7. 白细胞 在结缔组织中经常可见各种白细胞,其中以淋巴细胞和嗜酸性粒细胞较多,它们可从毛细血管和微静脉游出,进入结缔组织中行使防御功能。在炎症部位,白细胞的含量会明显增加。

(二)纤维

结缔组织中的纤维(fiber)分 3 种类型:即胶原纤维、弹性纤维和网状纤维。

1. 胶原纤维 胶原纤维(collagenous fiber)数量最多,新鲜时呈白色,有光泽,故又名白纤维。HE 染色标本中,胶原纤维呈嗜酸性,着浅红色,粗细不等,直径 1~20μm,呈波浪形,并互相交织(图 4-2,图 4-3)。胶原纤维由直径 20~200nm 的胶原原纤维(collagenous fibril)黏合而成。电镜下可见胶原原纤维具有明暗交替的周期性横纹,横纹周期约 64nm(图 4-8)。胶原纤维的韧性大,抗拉力强,其化学成分为Ⅰ型和Ⅲ型胶原蛋白。胶原蛋白简称为胶原(collagen),由成纤维细胞分泌,于细胞外先聚合为胶原原纤维,后者进而再聚合为胶原纤维。

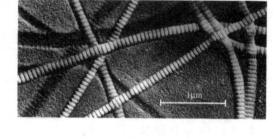

图 4-8 胶原原纤维电镜像

胶原纤维形成的基本过程如下(图 4-9):

(1)细胞内合成前胶原蛋白分子:成纤维细胞摄取合成蛋白质所需的氨基酸,包括脯氨酸、赖氨酸和甘氨酸,在粗面内质网的核糖体上按照特定的胶原 mRNA 的碱基序列,合成前 α-多肽链。后者边合成边进入粗面内质网内,并在羟化酶的作用下,将肽链中的脯氨酸和赖氨酸羟化。经羟化后,3 条前 α-多肽链互相缠绕成绳索状的前胶原蛋白分子(procollagen molecule)。溶解状态的前胶原蛋白分子,两端呈球状构型,在高尔基复合体内加工糖基后,分泌到细胞外。

(2)原胶原蛋白分子的细胞外聚合:被分泌到细胞外的前胶原蛋白分子,在肽切酶的作用下,切去分子两端球状构型部分,形成原胶原蛋白分子(tropocollagen);原胶原蛋白分子平行排列聚合成胶原原纤维。原胶原蛋白分子在聚合时,相互平行的相邻分子错开 1/4 分子长度,同一排的分子首尾相对并保持一定距离,聚合成

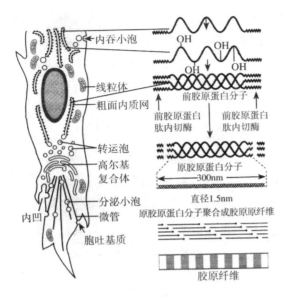

束,于是形成具有 64nm 周期横纹的胶原原纤维。若干胶原原纤维经糖蛋白黏合,最终形成粗细不等的胶原纤维。

2.弹性纤维　弹性纤维(elastic fiber)在 3 种纤维中数量较多,新鲜时呈黄色,故又名黄纤维,折光性强。在 HE 染色标本中,弹性纤维着色与胶原纤维相似,量少时不易与胶原纤维相区分。用醛复红(aldehyde-fuchsin)或地衣红(orcein)染色法,弹性纤维呈现为紫色或棕褐色。弹性纤维较细,直径为 0.2~1.0μm,有分支,交织成网(图

图4-9　胶原纤维与基质形成过程示意图

4-2,图4-3)。电镜下可见该纤维由更细的微原纤维(micmfibril)集合成小束,埋在较多的呈均质状的弹性蛋白中。弹性纤维弹性很大,可被拉长为原长的 1.5 倍,并能在除去外力后能迅速复原。

疏松结缔组织由于有胶原纤维和弹性纤维交织在一起,因此既有韧性,又有弹性,有利于所在器官或组织保持形态与位置的相对固定,同时又具有一定的可变性。

3.网状纤维　网状纤维(reticular fiber)是一种很细的纤维,直径为 0.2~1.0μm,分支多,彼此交织成网。在 HE 染色标本中,不易显示网状纤维,但银染色可将其染成深黑色,故又称为嗜银纤维(argyrophilic fiber)。这是由于网状纤维表面有较多的酸性蛋白多糖所致。该纤维的化学成分属于Ⅲ型胶原蛋白,电镜下亦显示有 64nm 的周期性横纹。网状纤维在疏松结缔组织中含量很少,主要分布在结缔组织与其他组织的交界连接处,具有连接固定功能,但在网状组织内(见后文)含量丰富。

三、基质

基质(ground substance)呈均质无定形胶状,具有一定黏性,孔隙中有组织液。其化学成分主要为蛋白多糖和糖蛋白。

1.蛋白多糖　蛋白多糖(proteoglycan)是由蛋白质分子与大量多糖分子结合成

的复合大分子,是基质的主要成分。其中的多糖主要是透明质酸(hyaluronic
acid),其次是硫酸软骨素 A、C(chondroitin sulfateA、C)、硫酸角质素(keratin sul-
fate)和硫酸乙酰肝素(heparan sulfate)等,总称为糖胺多糖(glycosaminoglycan,
GAG)。由于糖胺多糖分子存在着大量阴离子,故能结合大量水。透明质酸是一种
曲折盘绕的长链大分子,拉直可长达 2.5μm,构成蛋白多糖复合物的主干,其他糖
胺多糖则以蛋白质为核心构成蛋白多糖亚单位,后者再通过连接蛋白(link pro-
tein)结合在透明质酸长链分子上(图 4-10)。蛋白多糖复合物的主体构型形成有
许多微孔隙的分子筛,小于孔隙的水和溶于水的营养物、代谢产物、激素、气体分子
等可以自由通过,便于血液与细胞之间进行物质交换。大于孔隙的大分子物质如
细菌等不能通过,使基质成为限制细菌扩散的防御屏障。溶血性链球菌、结核分枝
杆菌和癌细胞等能产生透明质酸酶,破坏基质的防御屏障,致使感染和肿瘤浸润
扩散。

　　2.糖蛋白　结缔组织基质中的糖蛋白(glycoprotein)则是少量多糖与蛋白质形
成的聚合分子,主要包括纤维黏连蛋白(fibronectin,FN)、层黏连蛋白和软骨黏连蛋
白(chondronectin)等。这类基质大分子,主要功能是与多种细胞、胶原以及蛋白多
糖等发生连接,是 3 种成分有机连接的媒介,并对细胞的分化与迁移有一定作用,
同时也是基质分子筛的组成部分。

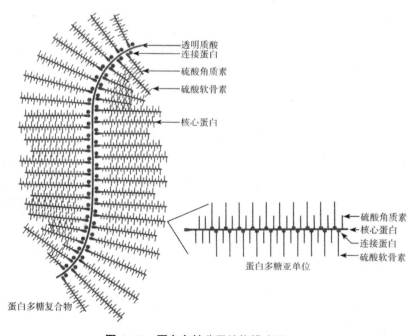

图 4-10　蛋白多糖分子结构模式图

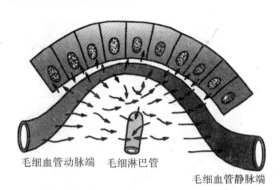

毛细血管动脉端　毛细淋巴管　毛细血管静脉端

图4-11　组织液与血液之间物质交换模式图

（四）组织液

组织液（tissue fluid）是指从毛细血管动脉端渗出到基质中的液体。与细胞进行物质交换后，组织液经毛细血管静脉端回流入血液或经毛细淋巴管回流而成为淋巴液（图4-11）。组织液的不断更新，可使血液中的氧和营养物质不断地输送给细胞，并将细胞的代谢产物和二氧化碳运走，是构成细胞赖以生存的体液环境的基础。在病理情况下，基质中的组织液异常增多或减少，便可导致组织水肿或脱水。

第二节　致密结缔组织

致密结缔组织（dense connective tissue）是一种细胞和基质较少、主要由大量纤维构成的结缔组织。纤维粗大而且排列紧密，故支持、连接和保护的作用较强。绝大多数的致密结缔组织以大量胶原纤维为主，少数以弹性纤维为主。根据纤维的性质和排列方式可分为以下3种类型：

1.规则致密结缔组织　规则致密结缔组织（dense regular connective tissue）主要分布在肌腱、腱膜等处，使骨骼肌附着于骨。其纤维主要是大量粗大的胶原纤维，胶原纤维顺受力方向平行排列成纤维束；其细胞主要是成纤维细胞，又称为腱细胞，分布在胶原纤维束之间，沿纤维的长轴排列（图4-12）。

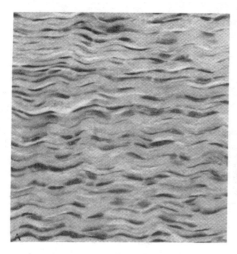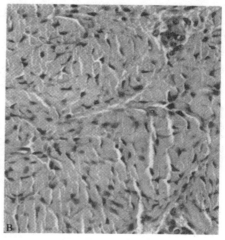

图4-12　规则致密结缔组织(肌腱)纵(A)、横(B)切面光镜像

2.不规则致密结缔组织　不规则致密结缔组织(dense irregular connective tissue)主要分布在皮肤的真皮(图4-13)、硬脑膜、巩膜以及多数内脏器官的被膜等处。其纤维主要是大量粗大的胶原纤维,胶原纤维排列不规则,纵横交织,并形成致密的板层结构;在纤维之间散在着少量成纤维细胞和基质。

3.弹性组织　弹性组织(elastic tissue)是以大量粗大的弹性纤维束为主的致密结缔组织,在不同组织中,弹性纤维的排列不同。分布在韧带等处的弹性纤维常平行排列成束,如项韧带和黄韧带,以适应脊柱运动;以缓冲血流压力。分布在大动脉等处的弹性纤维多交织成膜状,

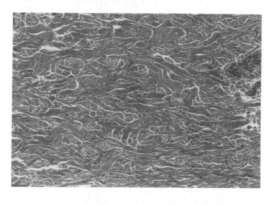

图4-13　不规则致密结缔组织(皮肤真皮)光镜像

第三节　脂肪组织

脂肪组织(adipose tissue)是一种主要由大量脂肪细胞聚集而成的组织,其脂肪细胞又被少量疏松结缔组织分隔成众多小叶(图4-14,图4-15)。根据脂肪细胞

结构和功能的不同,脂肪组织可分为两种:

1.黄色脂肪组 织黄色脂肪组织(yellow adipose tissue)新鲜时呈黄色(有些哺乳动物为白色)(图 4-14)。该组织中的脂肪细胞为圆形或卵圆形,直径为25~200μm,常密集而呈多边形。因其细胞质内主要含有一个大的脂滴,故称为单泡脂肪细胞(unilocular adipocyte);细胞质中的其他成分和扁圆形的细胞核则偏位于细胞的一侧(图 4-16)。在 HE 染色标本中,由于脂滴被溶解,使脂肪细胞呈空泡状。黄色脂肪组织主要分布在皮下组织、网膜、肠系膜和黄骨髓等处。其主要功能是贮存脂肪、参与脂肪代谢,其脂肪氧化分解时能产生大量热能,黄色脂肪组织约占人体重的 10%,为体内最大的"能量库"。此外,它还具有保持体温、缓冲、保护和充填等作用。

2.棕色脂肪组织 棕色脂肪组织(brown adipose tissue)新鲜时呈棕色(图4-15),其脂肪细胞质内有丰富的小脂滴和较多线粒体,所以此种脂肪细胞又称为多泡脂肪细胞(multilocular adipocyte);细胞核圆形,位于细胞中央(图4-16)。该组织中还含有丰富的血管和神经。棕色脂肪组织在成人很少,新生儿含量较多,占体重的 2%~5%,主要存在于肩胛间区和腋窝等处,出生后 1 年开始减少;冬眠动物含有相当多的棕色脂肪组织。棕色脂肪细胞在寒冷刺激下,其贮存的脂类被分解、氧化,可释放大量的热能。

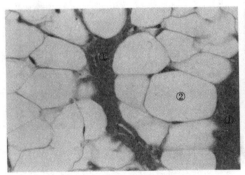

图 4-14 黄色脂肪组织光镜像
①结缔组织;②脂肪细胞棕色脂图

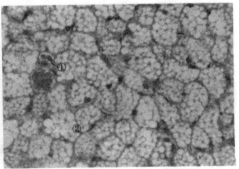

图 4-15 肪组织光镜像
①血管;②脂肪细胞

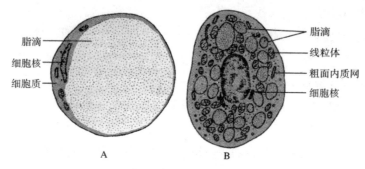

图 4-16　多泡脂肪细胞

第四节　网状组织

网状组织(reticular tissue)主要由网状细胞(reticulocyte)和网状纤维构成。网状细胞呈星状、多突起;细胞核大,染色浅,核仁明显;细胞质较多,电镜下可见细胞质内粗面内质网较发达。相邻的网状细胞的突起之间彼此连接

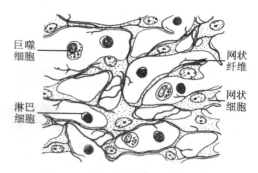

图 4-17　网状组织结构模式图

成网(图 4-17,图 4-18)。网状细胞具有产生网状纤维的功能。

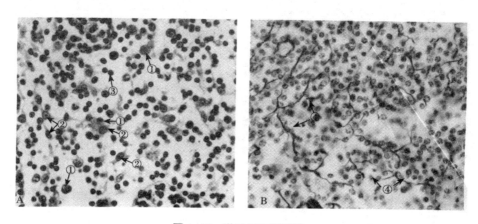

图 4-18　淋巴组织光镜像

A. HE 染色显示淋巴细胞和网状细胞;B.银染法及 HE 复染显示淋巴细胞、网状细胞和网状纤维

①巨噬细胞;②网状细胞;③淋巴细胞;④网状纤维

网状纤维细小而多分支,沿网状细胞分布并互相连接成网,形成网状细胞依附

的支架。网状组织主要分布在骨髓、淋巴结、脾和淋巴组织等处,形成血细胞和淋巴细胞发育的微环境。

第五章　软骨和骨

软骨和骨是分别由软骨组织和骨组织为主构成的器官。软骨组织和骨组织是特殊的结缔组织，它们的细胞外基质为固态。软骨和骨构成身体支架，具有支持和保护等作用。此外，骨组织是人体重要的钙、磷贮存库，体内99%的钙和85%的磷贮存于骨内。

第一节　软　骨

软骨（cartilage）由软骨组织及其周围的软骨膜组成。软骨组织由基质、纤维和软骨细胞构成。根据所含纤维成分的不同，可将软骨分为透明软骨、纤维软骨和弹性软骨3种。

一、透明软骨

透明软骨（hyaline cartilage）因新鲜时呈半透明状而得名，这种软骨分布较广，构成胚胎早期暂时的骨架及成体的肋软骨、关节软骨、呼吸道内的软骨等。

1. 软骨组织的结构

（1）软骨细胞（chondrocyte）：软骨细胞位于软骨陷窝（cartilage lacuna）内。软骨陷窝是软骨基质内的小腔，生活状态被软骨细胞充满，在固定染色切片中，软骨细胞因收缩呈不规则形，在细胞周围可见陷窝腔隙（图5-1，图5-2）。软骨细胞形态不一，软骨组织周边部的幼稚软骨细胞体积较小，呈扁椭圆形，单个分布。自周边向中央，软骨细胞逐渐增大成熟，位于软骨中部的软骨细胞，体积较大，呈圆形或椭圆形，成群分布，每群含有2~8个细胞，它们是由一个细胞分裂增生形成的，称为同源细胞群（isogenous group）（图5-1）。软骨细胞核呈椭圆形，核仁清楚，细胞质弱嗜碱性。电镜下可见丰富的粗面内质网和发达的高尔基复合体，线粒体较少，糖原和脂滴较多。软骨细胞具有合成、分泌纤维和基质的功能（图5-3）。

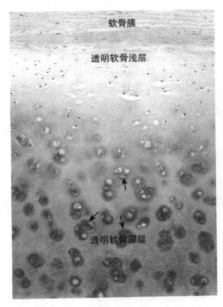

图 5-1　透明软骨低倍光镜像

箭头示同源细胞群

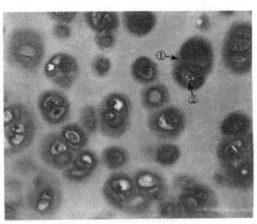

图 5-2　透明软骨高倍光镜像

①软骨囊;②软骨细胞

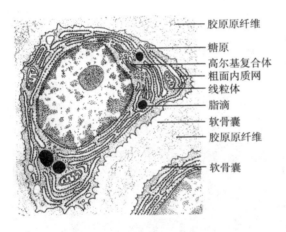

图 5-3　软骨细胞电镜结构模式图

（2）基质:基质呈凝胶态,具韧性,除含 70% 的水分外,主要成分是蛋白多糖。其蛋白多糖与疏松结缔组织中的类似,也形成分子筛结构,并和胶原原纤维结合,共同形成固态结构。在软骨陷窝周围的基质内,含较多硫酸软骨素,HE 染色呈强嗜碱性,形似囊状包绕软骨细胞,称为软骨囊（cartilage capsule）（图5-2）。软骨组织内无血管,但由于基质富含水分,通透性强,故营养物质可通过渗透进入软骨组织深部。

（3）纤维:透明软骨中的纤维是由 Ⅱ 型胶原蛋白组成的胶原原纤维,交织排列。胶原原纤维很细,直径为 10~20nm,无明显的周期性横纹,且折光率与基质相近,故光镜下不易分辨。软骨囊内胶原原纤维少或无,软骨囊之间含胶原原纤维较多。

2.软骨膜　除关节软骨外,软骨表面被覆有薄层致密结缔组织,称为软骨膜

(perichondrium)。软骨膜分为两层:外层胶原纤维较多,主要起保护作用;内层纤维少,细胞和血管较多。靠近软骨组织表面的梭形小细胞,称为骨原细胞,可以增殖分化为软骨细胞(图5-1,图5-2),在软骨的生长和修复中起重要作用。软骨的营养来自软骨膜内血管,借助通透性很强的基质供应软骨细胞。

3.软骨的生长方式　软骨有两种并存的生长方式。

(1)间质生长(interstitial growth):又称为软骨内生长,通过软骨细胞的分裂增殖,不断地产生基质和纤维,使软骨从内部膨胀式增大。

(2)外加生长(appositional growth):又称为软骨膜下生长,通过软骨膜内层的骨原细胞在软骨组织表面分裂分化形成软骨细胞,并不断产生基质和纤维,使软骨逐层增厚,从表面向外扩大。

二、纤维软骨

纤维软骨(fibrous cartilage)分布于椎间盘、关节盘、耻骨联合及肌腱附着于骨的部位。纤维软骨基质内含有大量平行或交错排列的胶原纤维束,故具较强的韧性。软骨细胞较小且数量少,成行排列于纤维束之间(图5-4)。

三、弹性软骨

弹性软骨(elastic cartilage)分布于耳廓、外耳道、咽鼓管、会厌等处。它的结构特点是基质内含有大量弹性纤维(图5-5),故具有较强的弹性。

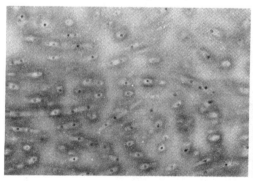

图5-4　纤维软骨低倍光镜像

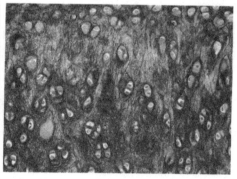

图5-5　弹性软骨高倍光镜像

第二节　骨

骨由骨组织、骨膜、骨髓、血管和神经等组成。

一、骨组织的结构

骨组织(osseous tissue)是人体最坚硬的组织之一,由大量钙化的细胞外基质和细胞组成。钙化的细胞外基质称为骨基质(bone matrix)。骨组织的细胞有4种,即骨原细胞、成骨细胞、骨细胞和破骨细胞。其中骨细胞最多,位于骨基质内,其余3种细胞均位于骨组织边缘(图5-6)。

1.骨基质　由有机成分和无机成分组成。有机成分占骨重的35%,其中主要是胶原纤维(占95%)以及少量无定形莓质(占5%),这种未钙化的细胞外基质又称为类骨质(osteoid)。基质呈凝胶状,主要成分是蛋白多糖,具有黏着胶原纤维的作用。基质中还含有骨钙蛋白(osteocalcin)、骨桥蛋白(osteopontin)、骨黏连蛋白(osteonectin),它们分别与骨的钙化、钙离子的运输及细胞与骨基质的黏合有关。无机成分又称为骨盐,占骨重的65%,主要为羟磷灰石结晶[$Ca_{10}(PO_4)_6(OH)_2$],呈细针状,沿胶原原纤维长轴规则排列并与之紧密结合。类骨质经钙化

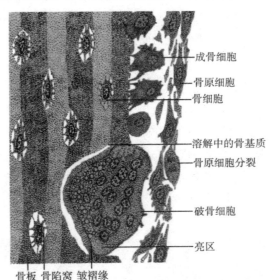

成骨细胞
骨原细胞
骨细胞
溶解中的骨基质
骨原细胞分裂
破骨细胞
亮区

骨板　骨陷窝　皱褶缘

图5-6　骨组织结构模式图

后才转变为坚硬的骨基质。钙化是无机盐有序地沉积于类骨质的过程。

成人骨组织,无论骨密质还是骨松质,都是由骨板成层排列而成的,故又称为板层骨。骨板(bone lamella)系骨基质的结构形式,由胶原纤维平行排列成层,并与骨盐(羟磷灰石结晶)及无定形基质黏合而成。每层骨板厚3~7μm。同一层骨板内纤维相互平行,相邻骨板纤维则相互垂直(图5-6,图5-9)。层层叠合的骨板犹如多层木质胶合板,有效地增强了骨的支持能力。

2.骨组织的细胞　包括骨原细胞、成骨细胞、骨细胞和破骨细胞。

（1）骨原细胞（osteogenic cell）：骨原细胞是骨组织中的干细胞，位于骨外膜内层和骨内膜（图5-6）。细胞较小，呈梭形，细胞质少且呈弱嗜碱性，细胞核呈卵圆形。骨原细胞在骨组织生长、改建及骨折修复时，分裂分化为成骨细胞。

（2）成骨细胞（osteoblast）：成骨细胞分布于骨组织表面，排列较紧密，常成一层。成骨细胞呈矮柱状或椭圆形，表面有细小突起，与相邻成骨细胞或骨细胞突起形成缝隙连接。细胞核呈圆形，多位于游离端，核仁明显（图5-6）。细胞质呈嗜碱性，电镜下可见内含丰富的粗面内质网和发达的高尔基复合体。细胞质内还有含磷酸钙等成分的致密颗粒和许多基质小泡（matrix vesicle）。基质小泡直径约0.1μm，由质膜包被，小泡膜上有碱性磷酸酶、ATP酶等，小泡内含有钙结合蛋白和细小的钙化结晶。成骨时，成骨细胞分泌骨基质有机成分，形成类骨质（osteoid），同时还释放基质小泡，小泡释放的钙化结晶进一步形成羟磷灰石结晶沉着于类骨质而形成骨基质。在此过程中，成骨细胞逐渐相互分离，细胞突起增长，最后被骨基质包埋，遂转变为骨细胞，骨陷窝和骨小管也同时形成。在降钙素作用下，成骨细胞功能活跃，促进成骨，同时使血钙浓度下降。

（3）骨细胞（osteocyte）：骨细胞单个分散于骨板内或骨板间。骨细胞的细胞体呈扁椭圆形，细胞质呈弱嗜碱性，表面伸出许多细长突起，相邻骨细胞突起间形成缝隙连接。骨细胞的细胞体所在的腔隙，称为骨陷窝（bone lacuna），突起所在的腔隙，称为骨小管（bone canaliculus）（图5-6，图5-7），骨小管也彼此相通。骨陷窝和骨小管内含组织液，可营养骨细胞并带走代谢产物。在激素作用下，骨细胞具有一定的溶骨和成骨作用，参与钙、磷平衡的调节，故在骨细胞周围可见薄层的类骨质。

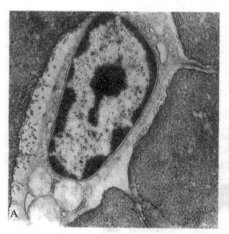
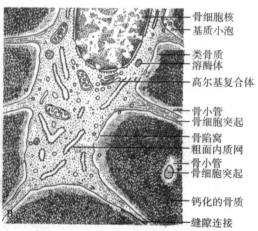

图5-7　骨细胞

A.电镜像；B.模式图

（4）破骨细胞（osteoclast）：破骨细胞是多细胞核的大细胞，直径可达100μm，含6~50个细胞核。目前认为它是由单核细胞融合而成的。破骨细胞主要分布在骨质的表面，数量较少。光镜下，可见破骨细胞贴近骨质的一侧有纹状缘，细胞质呈泡沫状，HE染色呈嗜酸性。电镜下，破骨细胞靠骨质一侧可见大量不规则微绒毛（图5-8），形成皱褶缘（mffled border）（图5-6）；细胞质内含大量溶酶体和线粒体；皱褶缘周围有一个环形的细胞质区，含大量微丝，缺乏其他细胞器，称为亮区。亮区的细胞膜紧贴骨基质表面，犹如一道围墙，封闭皱褶缘区构成溶骨作用的微环境。破骨细胞有溶解和吸收骨基质的作用。当其功能活跃时，向此区释放溶酶体酶及 H^+、乳酸、柠檬酸等，在酶和酸的作用下，使骨基质溶解。细胞可内吞、分解骨基质的有机成分和钙盐结晶。骨基质溶解后释放的 Ca^{2+} 被吸收入血，使血 Ca^{2+} 升高。

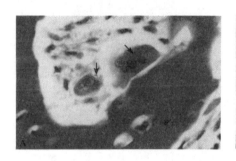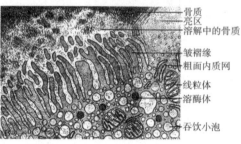

图 5-8　破骨细胞高倍光镜像（A）和局部电镜结构模式图（B）

箭头示破骨细胞

（二）长骨的结构

长骨由骨松质、骨密质、骨膜、关节软骨、骨髓（bone marrow）等组成。

1.骨松质骨松质（spongy bone）分布于长骨的骨饭和骨干内侧，由大量针状或片状骨小梁相互连接，组成多孔的网架结构，孔内充满红骨髓。骨小梁由几层平行排列的骨板和骨细胞组成。

2.骨密质骨密质（compact bone）分布在长骨骨干和骨骺外侧面。骨干处骨密质较厚，骨板排列紧密有序，分为环骨板、骨单位和间骨板（图5-9~图5-12）。

（1）环骨板（circumferential lamella）：环骨板为环绕骨干内、外表面排列的骨板，分别称为内环骨板和外环骨板。外环骨板较厚，有10~40层，内环骨板较薄，仅有数层，排列不甚规则。来自骨膜的血管、神经横穿骨板形成穿通管（perforating canal），又称为福克曼管（Volkmann's canal），它与纵向走行的中央管相通，穿通管内的血管、神经及结缔组织进入中央管(图5-9~图5-12)。穿通管、中央管内含组织液。

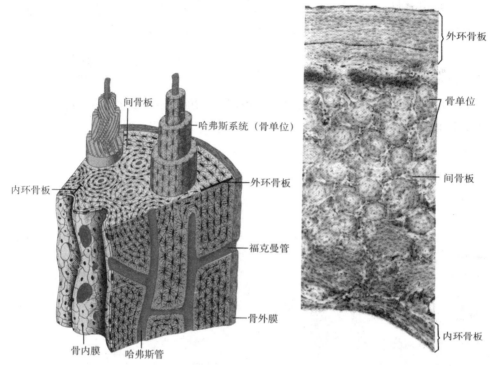

图 5-9　长骨骨干立体结构模式图　　　　图 5-10　长骨骨干磨片光镜像

（2）骨单位(osteon)：骨单位又称为哈弗斯系统(Haversian system)，位于内、外环骨板之间，是长骨骨干内主要起支持作用的结构单位。骨单位呈长筒形，长0.6~2.5mm，直径30~70μm。骨单位中轴为纵行的中央管(central canal)，又称为哈弗斯管(Haversian canal)，内含血管、神经和骨内膜；中央管周围为4~20层同心圆排列的骨单位骨板(osteon lamella)，又称为哈弗斯骨板(Haversian lamella)（图5-9~图5-12）。各层哈弗斯骨板间的骨陷窝借骨小管互相通连，最内层骨小管开口于中央管，从而获得营养并供给各层骨细胞（图5-9~图5-12）。骨单位最表面有黏合线(cement line)，它是由一层含骨盐多、含纤维少的骨基质形成的，与相邻骨板相隔。骨单位最外层骨板内的骨小管均在黏合线处返折，不与相邻骨单位内的骨小管相通。同一骨单位内的骨小管互相通连，最内层的骨小管开口于中央管，形成血管系统与骨细胞物质交换的通路。

（3）间骨板：间骨板(interstitial lamella)位于骨单位之间或骨单位与环骨板之间，为半环形或不规则形骨板（图5-9~图5-12），无中央管，是原有骨单位或内、外环骨板被吸收后的残留部分。

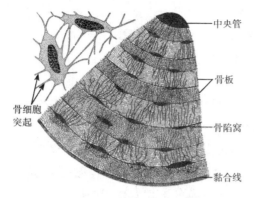

图 5-11 骨细胞与骨板结构模式图

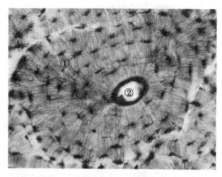

图 5-12　长骨磨片示骨单位光镜像
①骨陷窝②中央管③骨小管

3. 骨膜　除关节面以外,骨的内、外表面均覆有一层结缔组织,分别称为骨外膜和骨内膜(图 5-9)。骨外膜(periosteum)分为内、外两层。外层较厚,为致密结缔组织,胶原纤维粗大而密集,细胞较少。有些纤维穿入到外环骨板,称为穿通纤维(perforating fiber)或称为沙比纤维(Sharpey's fiber),具有固定骨膜和韧带的作用;内层较薄,为疏松结缔组织,纤维较少,含有骨原细胞及丰富的小血管和神经等,这些血管经穿通管进入骨密质,分支形成骨单位中央管内的小血管。

骨内膜(endosteum)是贴附于骨髓腔面、骨小梁表面、中央管和穿通管内面的薄层结缔组织,也有小血管由骨髓经穿通管进入骨组织。骨内膜的骨原细胞在骨表面排列成单层扁平形,细胞间有缝隙连接,这些细胞可分化为成骨细胞。此外,由于骨内膜分隔了骨组织和骨髓两种钙、磷浓度不同的组织液,可能具有离子屏障功能。

骨膜的主要功能是营养、保护骨组织,并参与骨的正常生长、改建和修复。

第三节　骨的发生

骨由胚胎时期的间充质发生,出生后仍继续生长发育,直到成年才停止加长和增粗,但骨的内部改建持续终生,改建速度随年龄而逐渐减缓。骨发生(osteogenesis)的方式有两种,即膜内成骨和软骨内成骨,但其骨组织形成的基本过程是一致的,即骨组织形成和骨组织吸收交替进行,相辅相成。

（一）骨组织发生的基本过程

1. 间充质细胞分裂增殖,分化为骨原细胞,后者进一步分化为成骨细胞。成骨细胞产生胶原纤维和无定形基质,形成类骨质,它们之间的距离也同时加大,突起也加长,并被包埋于其中转变为骨细胞。骨盐沉着后,类骨质骨化成为骨基质,骨组织即形成。

2. 成骨细胞在形成新的骨组织的同时,原有骨组织的某些部位又可能被吸收,即破骨细胞溶解吸收旧的骨组织,使骨组织不断改建,以适应个体的生长和发育。

骨发生和生长过程中,骨组织的形成和吸收同时存在且处于动态平衡,这不仅见于胚胎时期,也见于出生后的生长发育时期及成年期。成骨细胞与破骨细胞通过相互调控共同完成骨组织的形成与吸收,保证骨的生长发育与个体生长发育相适应。

二、膜内成骨

膜内成骨(intramembranous ossification)是由间充质先分化成胚性的结缔组织膜,再在此膜内形成骨。顶骨、额骨、锁骨等扁骨均由这种方式发生。在胚性的结缔组织膜将要形成骨的部位先形成骨化中心(ossification center),此处间充质细胞分裂增殖,先分化为骨原细胞,再增大分化为成骨细胞,成骨细胞在此形成骨组织(图5-13,图5-14)。该成骨过程由骨化中心向四周扩展,最初形成针状和片状骨小梁,骨小梁不断增长、增粗,相互连接成网,并向四周发展,形成骨松质。骨松质周围的间充质分化成骨膜。以后骨组织不断生长和改建。

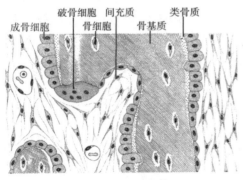

图 5-13　膜内成骨模式图,示骨组织的各种
细胞图

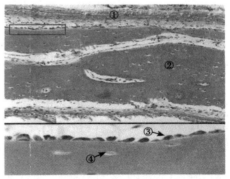

5-14　人颅骨光镜像,下图为上图的
局部放大
①骨膜;②骨片事③成骨细胞;④骨细胞

以顶骨为例,外表面以成骨为主,内表面以破骨为主,骨的曲度不断改变以适应脑的发育。结果,内、外表面的骨密质组成内板和外板,其间的骨松质形成板障。

（三）软骨内成骨

软骨内成骨(endochondral ossification)先由间充质形成透明软骨雏形,并随人体发育不断生长,以后软骨逐渐被骨组织取代。人体四肢骨、躯干骨及颅底骨等均以此种方式发生。现以长骨发生为例简述如下(图5-15,图5-16)。

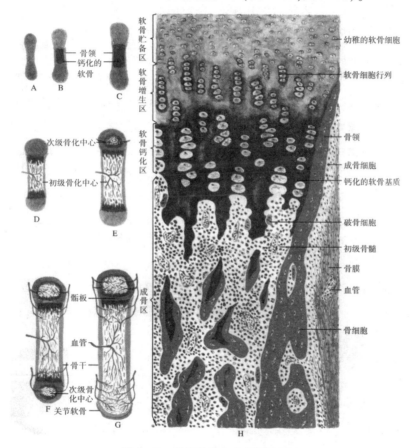

图 5-15　长骨发生与生长示意图

A.软骨雏形;B.骨领形成;C.初级骨化中心出现;D.血管侵入;E.骨髓腔形成及次级骨化中心出现;F.次级骨化中心出现;G~H.长骨不断加长和增粗

1. 软骨雏形形成在长骨发生部位,由间充质形成透明软骨,表面包有软骨膜,其形状与将要形成的长骨相似,称为软骨雏形。

2. 软骨周骨化在软骨雏形中段,相当于骨干部位的软骨膜以膜内成骨方式形成环状骨组织,这层骨组织犹如领圈包绕软骨雏形中段,称为骨领(bone collar),其外表面软骨膜改称为骨外膜(图5-15)。随着胚胎发育,骨领向两端不断延伸,并形成成骨的骨干。

3.软骨内骨化软骨内骨化相对比较复杂,基本过程如下:

(1)初级骨化中心形成:在骨领形成的同时,软骨雏形中央的软骨细胞肥大、软骨基质钙化。软骨细胞因营养缺乏而退化死亡,残留下增大的软骨陷窝,该中央成为最先成骨的部位,称为初级骨化中心(图5-15)。骨外膜血管连同破骨细胞及间充质细胞穿越骨领进入初级骨化中心,溶解吸收钙化的软骨基质形成不规则腔隙,称为初级骨髓腔。来自间充质的骨原细胞分化为成骨细胞在残存的钙化软骨基质表面成骨,形成原始骨小梁。

(2)骨髓腔的形成与骨的增长:原始骨小梁经破骨细胞的骨质溶解作用不断被吸收,初级骨髓腔逐渐融合成一个较大的次级骨髓腔,腔内含有血管和骨髓组织(图5-15)。骨领内表面不断被破骨细胞分解吸收,而骨领外表面成骨细胞不断成骨,使骨干不断增粗,骨髓腔也同时增大。由于初级骨化中心两端的软骨不断生长,成骨过程逐渐向两端推移,使骨不断增长,骨髓腔也随之沿纵向扩展。

在婴儿长骨(如指骨)的纵切面上可以观察到软骨内骨化的连续过程,从软骨到骨髓腔之间依次可以分出下列4个区(图5-15,图5-16):①软骨贮备区:软骨细胞较小,散在分布,基质呈弱嗜碱性;②软骨增生区:软骨细胞分裂形成同源细胞群,并纵行排列成细胞柱;③软骨钙化区:软骨细胞肥大,呈空泡状,细胞核固缩或退化死亡而残留下较大的软骨陷窝,软骨基质钙化呈强嗜碱性;④成骨区:成骨区的钙化基质表面(即初级骨髓腔边缘)建造原始骨小梁,骨小梁表面附有成骨细胞和破骨细胞。

(3)次级骨化中心出现及骨骺形成:出生前或在出生后数月至数年,骺端软骨中心出现次级骨化中心(secondary ossification center)。次级骨化中心的形成,同样经历了软骨细胞肥大、基质钙化、血管侵入和成骨细胞在残存软骨基质上形成骨松质的过程,但骨化方向是从中央向四周辐射进行的,结果形成骨骺(epiphysis)。骨松质占据骨骺端大部分,最后只在骨骺表面始终保留薄层关节软骨。骨骺与骨干之间早期留有软骨,即骺板(epiphyseal plate)。骺板处软骨细胞保持繁殖能力,在骨干两端以软骨内成骨的方式进行成骨,使长骨继续增长(图5-17)。到17~20岁,骺板的软骨失去增生能力,被骨组织代替,即在长骨的干、骺之间留下一条骨化的线性骺板痕迹,称为骺线,此后长骨停止纵向生长。

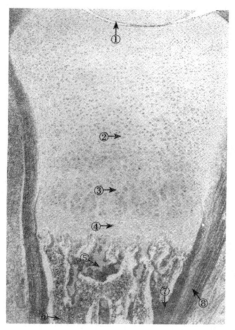

图 5-16 婴儿指纵切面低倍光镜结构像

①关节面；②软骨贮备区；③软骨增生区；

④软骨钙化区；⑤成骨区；⑥骨髓腔；

⑦骨组织；⑧骨膜

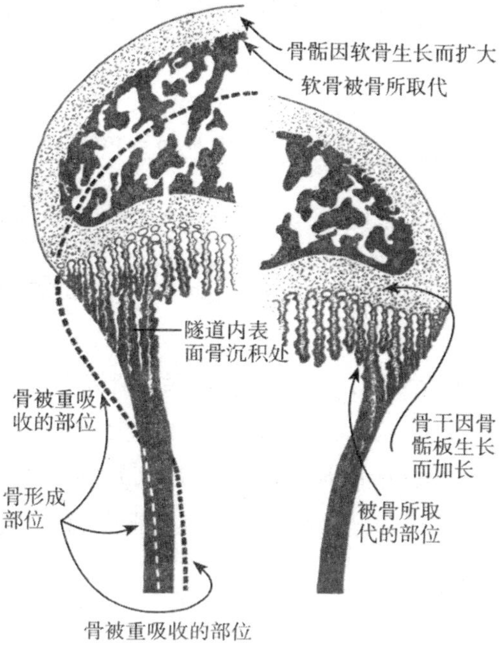

图 5-17 骨外形变化和骨骼发育模式图

骨骺因软骨生长而扩大软骨被骨所取代

隧道内表面骨沉积处

骨被重吸收的部位

骨形成部位

骨干因骨骺板生长而加长

被骨所取代的部位

骨被重吸收的部位

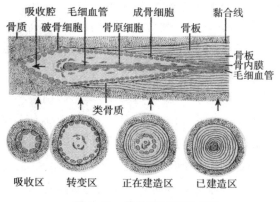

吸收腔　毛细血管　成骨细胞　黏合线

骨质　破骨细胞　骨原细胞　骨板

骨板

骨内膜

毛细血管

类骨质

吸收区　转变区　正在建造区　已建造区

图 5-18 骨单位形成模式图

（4）骨单位的形成与改建：骨干部 的骨松质经不断改建变为骨密质，出现 环行骨板，约在出生后 1 年，开始建立 骨单位。破骨细胞溶解吸收原有骨组织，形成一些纵列的沟或隧道，来自骨外膜 的血管及骨原细胞进入其中，骨原细胞 分化为成骨细胞紧贴沟或隧道表面，由 外向内逐层形成同心圆排列的骨单位骨板，中央留有中央管，第一代骨单位形 成（图 5-18）。以后在个体生长发育中，骨单位不断地新生与改建，即旧的骨单位逐渐被分解吸收，新一代骨单位不断形成，旧骨单位 的残余部分即为间骨板。与此同时，骨外膜和骨内膜的成骨细胞形成环骨板，并不断改建（图 5-19）。由于骨单位的不断形成和外环骨板的增厚，骨干逐渐增粗。成年后骨干不再增长、增 粗,但其内部的骨单位改建持续终生。

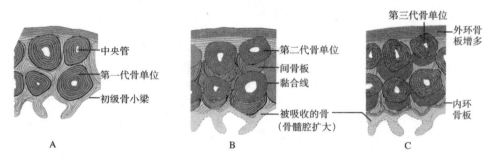

图 5-19　骨密质改建示意图

四、影响骨生长发育的因素

骨的生长发育除受遗传基因的调控外,还受诸多因素的影响。其中维生素 A、维生素 C、维生素 D 与骨的生长和代谢关系密切。维生素 A 对成骨细胞和破骨细胞的活动具有协调和平 衡作用,在骨的发育过程中维持成骨和改建的正常进行。当维生素 A 严重缺乏时,成骨和改 建失调,导致骨骼生长畸形。维生素 C 对胶原纤维的生成发挥重要作用。若缺乏此种维生素,胶原纤维和基质的生成受到阻碍,因而导致骨生长停滞,骨折后不易愈合。维生素 D 能促进小肠对钙和磷的吸收,若缺乏时,体内的钙和磷减少,骨组织不能钙化,停留在类骨质阶段。在儿童时期,维生素 D 缺乏会导致佝偻病;在成人时期,如果严重缺乏维生素 D,新生成的骨质不能钙化,会导致骨软化病。

骨的生成和代谢受多种激素的影响,其中较显著的是生长激素、甲状腺素、降钙素、甲状 旁腺激素和性激素。生长激素和甲状腺素可以促进骺软骨细胞增生繁殖,使长骨不断加长。若这两种激素分泌不足时,可致身材矮小;若生长激素分泌过多,可导致巨人症。甲状旁腺激素 和降钙素参与调解血钙水平。雌激素与雄激素能增强成骨细胞的活动,参与骨的生长和成熟。妇女绝经后,雌激素分泌低下,骨盐分解吸收过多,可导致骨质疏松。

第六章 血液和血细胞发生

第一节 血 液

血液(blood)是循环于心血管内的液态组织。健康成人的血液总量约有5L,约占体重的7%。从血管取少量血液加入适量抗凝剂(如肝素或枸橼酸钠),静置或离心沉淀后,血液可分出3层:上层为淡黄色的血浆,下层为红细胞,中间灰白色的薄层为白细胞和血小板。因此,血液是由红细胞、白细胞、血小板和血浆所组成的。血浆(plasma)相当于结缔组织的细胞外基质,约占血液容积的55%,pH为7.3~7.4。其主要成分是水,占90%,其余为血浆蛋白(白蛋白、球蛋白、纤维蛋白原)、脂蛋白、脂滴、无机盐、酶、激素、维生素和各种代谢产物。血液流出血管后,溶解状态的纤维蛋白原转变为不溶解状态的纤维蛋白,将血细胞和大分子血浆蛋白包裹起来,形成凝固的血块,并析出淡黄色的清亮液体,称为血清(serum)。

血细胞和血小板约占血液容积的45%。在正常生理情况下,血细胞和血小板有一定的形态结构,并有相对稳定的数量。通常采用瑞特(Wright)或吉姆萨(Giemsa)染色的血涂片标本,可在光镜下对血细胞的形态结构进行观察。

血细胞分类和计数的正常值见表6-1。

表6-1 血细胞分类和计数的正常值

血细胞	正常值
红细胞	男:$(4.0~5.5)\times10^{12}/L$
	女:$(3.5~5.0)\times10^{12}/L$
白细胞	$(4.0~10)\times10^{9}/L$
中性粒细胞	50%~70%
嗜酸性粒细胞	0.5%~3%
嗜碱性粒细胞	0%~1%

	续 表
血细胞	正常值
单核细胞	3%~8%
淋巴细胞	25%~30%
血小板	(100~300)×10⁹/L

血细胞形态、数量、比例和血红蛋白含量的测定结果称为血象。患病时,血象常有显著变化,故检查血象对了解机体状况和诊断疾病十分重要。

(一)红细胞

在血涂片中,红细胞(erythrocyte, red blood cell)直径为 7~8μm,中央染色较浅,周缘染色较深(图6-1)。扫描电镜下,红细胞形态呈双凹圆盘状,中央较薄(1μm),周缘较厚(2μm)(图6-2)。这种形态特点增加了红细胞的表面积,有利于细胞内外气体的迅速交换。

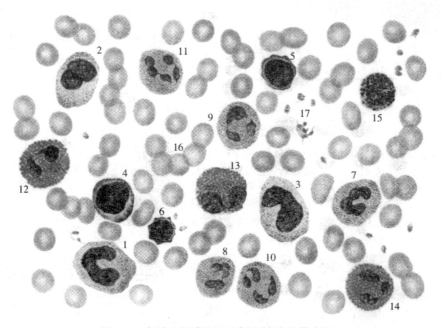

图6-1 各种血细胞和血小板光镜结构模式图

1~3. 单核细胞;4~6. 淋巴细胞;7~11. 中性粒细胞;

12~14. 嗜酸性粒细胞;15. 嗜碱性粒细胞;16. 红细胞;17. 血小板

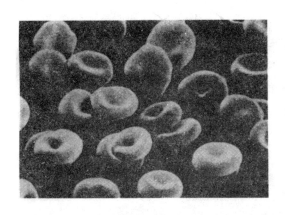

图6-2　人外周血红细胞扫描电镜像

成熟的红细胞,无细胞核,无细胞器,细胞质内充满血红蛋白(hemoglobin,Hb),使红细胞呈现红色。血红蛋白约占红细胞重量的33%。正常成人血液中血红蛋白含量,男性为120~150g/L,女性为110~140g/L。血红蛋白具有结合与运输氧和二氧化碳的功能。

红细胞具有形态的可变性(deformability),当红细胞通过小于自身直径的毛细血管时,可改变形状,然后在ATP的作用下再恢复其独特的双凹圆盘状。这是因为红细胞膜固定在一个能活动的圆盘状的网架结构上,此网架结构称为红细胞膜骨架(erythrocyte membrane skeleton)。其主要成分为血影蛋白(spectrin)和肌动蛋白等。任何导致红细胞膜骨架解体的因素,均可使红细胞变成棘球形或球形,畸形的红细胞在通过脾时,极易被巨噬细胞吞噬清除,导致先天性溶血性贫血。

红细胞的渗透压与血浆相等。当血浆渗透压降低时,过量水分进入细胞,细胞膨胀呈球形,甚至引起细胞膜破坏,血红蛋白逸出,称为溶血(hemolysis);溶血后残留的红细胞膜囊,称为血影(ghost)。凡能损害红细胞膜的因素,如脂溶剂、蛇毒、溶血性细菌等均能引起溶血。反之,若血浆的渗透压升高,可使红细胞内的水分析出过多,致使红细胞皱缩,也引起细胞膜破坏。

红细胞膜上具有一类嵌入糖蛋白,它决定个体的ABO血型。ABO血型系统的一个奇特的伴随现象是血液中存在抗ABO血型抗原的天然抗体。如A型血中有抗B抗体,B型血中有抗A抗体,O型血中有抗A和抗B抗体。当抗体与相对应的抗原结合后,在补体的作用下,红细胞膜上出现直径约10nm的小孔,导致溶血。所以临床进行输血前进行严格的血型鉴定具有重要意义。

红细胞的平均寿命约120天。由于红细胞无任何细胞器,因此不能合成红细胞所需要的代谢酶及红细胞膜骨架的蛋白质。随着时间的延长,ATP酶逐渐消失,血红蛋白变性,细胞的形态可发生变化。衰老的红细胞,在经过脾、肝和骨髓时,被巨噬细胞捕捉吞噬。

刚刚从骨髓释放入血液的尚未达到完全成熟的红细胞,由于细胞内残留着核糖体,易被煌焦油蓝染成蓝色的细网或颗粒状,故称为网织红细胞(reticulocyte)

（图6-3）。网织红细胞尚有一定的合成血红蛋白的能力，经1~3天后，细胞内核糖体消失，血红蛋白的含量即不再增加。成人网织红细胞占红细胞总数的0.5%~1.5%，新生儿较多，可达3%~6%。贫血患者如果造血功能良好，其血液中网织红细胞的百分比值增高。因此，网织红细胞的计数对贫血性血液病的诊断和预后判断具有一定临床意义。

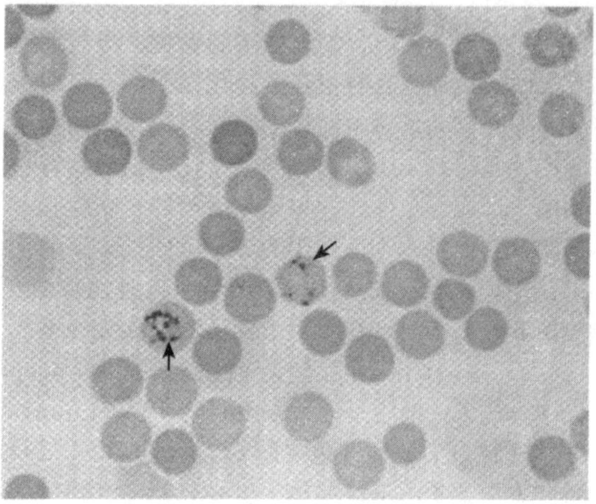

图6-3　人外周血网织红细胞光镜像
箭头示被煌焦油蓝所染的细网或颗粒

二、白细胞

白细胞（leukocyte，white blood cell）是有核的球形细胞，它们从骨髓进入血液后一般均于24小时内以变形运动方式穿过微血管管壁，进入周围组织，发挥其防御和免疫功能。成人正常值为$(4.0~10)×10^9/L$，婴幼儿稍高于成人。血液中白细胞的数量可受各种生理和病理因素的影响。根据白细胞的细胞质内有无特殊颗粒，可将其分为有粒白细胞和无粒白细胞。前者常简称为粒细胞，根据其特殊颗粒的染色特性，又分为中性粒细胞、嗜碱性粒细胞和嗜酸性粒细胞3种；后者则有单核细胞和淋巴细胞两种，都含有细小的嗜天青颗粒（图6-1）。

1. 中性粒细胞　中性粒细胞（neutrophilic granulocyte，neutrophil）占白细胞总数的50%~70%，是白细胞中数量最多的一种。细胞呈球形，直径为10~12μm，细胞核呈杆状或分叶状（图6-4），分叶核一般为2~5叶，叶间有染色质丝相连，正常人以2~3叶者居多。细胞核的叶数与细胞在血液中的时间成正相关。一般认为核分叶越多，细胞相对越衰老。1~2叶核或杆状核的细胞数量增多，称为核左移，提示机体有严重细菌感染；4~5叶核的细胞数量增多，称为核右移，表明骨髓造血功能障碍。中性粒细胞的细胞质染成粉红色，含有许多细小的浅紫色和淡红色颗粒。颗粒可分为嗜天青颗粒和特殊颗粒两种。嗜天青颗粒较少，约占颗粒总数的20%；电镜下，颗粒较大，呈圆形或椭圆形，电子密度较高（图6-4）。它是一种溶酶体，含有髓过氧化物酶和酸性磷酸酶等，能消化分解吞噬的异物。特殊颗粒数量多，约占颗粒总数的80%；电镜下，颗粒较小，呈哑铃形或椭圆形，内含碱性磷酸酶、吞噬素、溶菌酶等。吞噬素具有杀菌作用，溶菌酶能溶解细菌表面的糖蛋白。近年来还发现一种内含黏附分子的颗粒，参与细胞黏附和吞噬。

中性粒细胞具有很强的趋化作用和吞噬功能。所谓趋化作用，是细胞向着某一化学物质刺激的方向移动。对中性粒细胞起趋化作用的物质，称为中性粒细胞趋化因子。中性粒细胞对细菌产物及受感染组织释放的某些化学物质具有趋化性，能移动聚集到细菌侵

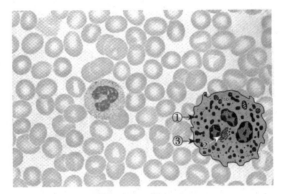

图6-4　人外周血中性粒细胞光镜像和电镜
结构模式图(右下插图)
①特殊颗粒；②高尔基复合体；③嗜天青颗粒
(溶酶体)

入部位，大量吞噬细菌，形成吞噬体。吞噬体先后与特殊颗粒和溶酶体融合，细菌即被各种水解酶、氧化酶、溶菌酶及其他具有杀菌作用的成分杀死并分解消化。由此可见，中性粒细胞在体内起着重要的防御作用。中性粒细胞杀死细菌后，自身也常死亡，成为脓细胞(脓球)。中性粒细胞在血液中停留6~7小时，在组织中存活2~3天。

2. 嗜酸性粒细胞　嗜酸性粒细胞(eosinophilic granulocyte, eosinophil)占白细胞总数的0.5%~3%。细胞呈球形，直径为10~15μm，细胞核常为2叶，细胞质内充满粗大均匀的嗜酸性颗粒，染成橘红色(图6-5)。电镜下，颗粒多呈椭圆形，有单位膜包被，内含颗粒状基质和方形或长方形结晶体。颗粒含有酸性磷酸酶、芳基硫酸酯酶、过氧化物酶和组胺酶等，也是一种溶酶体。

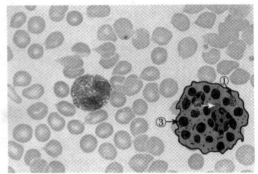

图6-5　人外周血嗜酸性粒细胞光镜像和电镜
结构模式图(右下插图)
①线粒体；②高尔基复合体；③特殊颗粒

嗜酸性粒细胞也能做变形运动，并具有趋化性。它能吞噬抗原抗体复合物，释放组胺酶灭活组胺，从而减轻过敏反应。嗜酸性粒细胞还能借助抗体或补体，杀灭寄生虫。因此，嗜酸性粒细胞具有抗过敏和抗寄生虫作用。在过敏性疾病或寄生虫病时，血液中嗜酸性粒细胞增多。嗜酸性粒细胞在血液中仅停留6~8小时，在组织

中可存活 8~12 天。

3.嗜碱性粒细胞　嗜碱性粒细胞(basophilic granulocyte, basophil)数量最少,占白细胞总数的 0% ~ 1%。细胞呈球形,直径为 10 ~ 12μm。细胞核分叶,或呈"S"形及不规则形,着色较浅,常被细胞质内的嗜碱性颗粒所掩盖。嗜碱性颗粒大小不等,分布不均,染成蓝紫色(图6-6)。颗粒具有异染性,甲苯胺蓝染色呈紫红色。电镜下,嗜碱性颗粒内充满细小微粒,呈均匀或螺纹状分

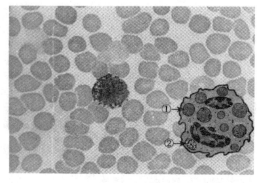

图 6-6　人外周血嗜碱性粒细胞光镜像和电镜
结构模式图(右下插图)
①特殊颗粒;②线粒体

布。颗粒内含有肝素和组胺,可被快速释放;而白三烯则存在于细胞基质内,它的释放较前者缓慢。肝素具有抗凝血作用,组胺和白三烯参与过敏反应。嗜碱性粒细胞在组织中可存活 10~15 天。

4.淋巴细胞　淋巴细胞(lymphocyte)占白细胞总数的 25% ~ 30%。血液中的淋巴细胞大部分为直径 6~8μm 的小淋巴细胞,小部分为直径 9~12μm 的中淋巴细胞。在淋巴组织中还有直径为13~20μm 的大淋巴细胞。小淋巴细胞的细胞核为圆形,占细胞的大部分,细胞核的一侧常有浅凹,染色质浓密呈块状,着色深。细胞质很少,在细胞核周形成一窄缘。中

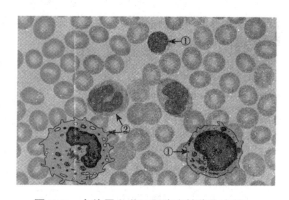

图 6-7　人外周血淋巴细胞光镜像和电镜
结构模式图
①淋巴细胞;②单核细胞

淋巴细胞的核染色质略稀疏,着色略浅,有的可见核仁。细胞质为嗜碱性,呈蔚蓝色。细胞质中可含嗜天青颗粒。电镜下,淋巴细胞的细胞质含大量游离核糖体,可有小的溶酶体、粗面内质网、高尔基复合体和线粒体(图6-7)。

根据淋巴细胞的发生来源、形态特点和免疫功能等不同,可将其分为 3 类:

①胸腺依赖淋巴细胞(thymus dependent lymphocyte),简称为 T 细胞,产生于胸腺,约占血液淋巴细胞总数的 75%;其体积小,细胞质内含数个溶酶体,参与细胞免

疫并具有免疫调节作用。②骨髓依赖淋巴细胞(bone marrow dependent lympho-cyte),简称为 B 细胞,产生于骨髓,占 10%～15%;其体积略大,一般不含溶酶体,有少量粗面内质网。B 细胞受抗原刺激后增殖分化为浆细胞,产生抗体,参与体液免疫。③自然杀伤细胞(nature killer cell),简称为 NK 细胞,产生于骨髓,约占 10%;为中淋巴细胞,溶酶体较多,能非特异杀伤某些肿瘤细胞和病毒感染细胞。淋巴细胞是机体内唯一可从组织中返回血液的白细胞,在机体的免疫防御过程中发挥重要作用。

5.单核细胞　单核细胞(monocyte)占白细胞总数的 3%～8%,是白细胞中体积最大的细胞,细胞呈圆形或椭圆形,直径为 14～20μm。细胞核呈肾形、马蹄形或不规则形。染色质颗粒细而松散,故着色较浅。细胞质较多,呈弱嗜碱性,细胞质内含有许多细小的嗜天青颗粒(图 6-7)。颗粒内含有过氧化物酶、酸性磷酸酶、非特异性酯酶和溶菌酶,这些酶不仅与单核细胞的功能有关,还可作为与淋巴细胞的鉴别点。电镜下,细胞表面有少许短的微绒毛,细胞质内含有许多吞噬泡、线粒体和粗面内质网,嗜天青颗粒相当于溶酶体(图 6-7)。单核细胞在血流中停留 12～48小时后,进入不同的组织,分化成不同种类的巨噬细胞。机体内大多数具有吞噬能力的细胞均来源于单核细胞(参见免疫系统)。它除了具有吞噬和杀菌功能之外,还能消除体内衰老和损伤的细胞,并参与免疫作用。

三、血小板

血小板(blood platelet)是骨髓中巨核细胞脱落下来的小块细胞质,并非严格意义上的细胞。血小板体积甚小,直径为 2～4μm,呈双凸扁盘状;当受到机械或化学刺激时,则伸出伪足,呈不规则形。在血涂片中,血小板常聚集成群,故无明显的轮廓。血小板中央部有蓝紫色的颗粒,称为颗粒区(granulomere);周边部呈均质浅蓝色,称为透明区(hyalomere)(图 6-1)。

电镜下,血小板表面吸附有血浆蛋白,其中有多种凝血因子。透明区含有微管和微丝,参与血小板形状的维持和变形。颗粒区有特殊颗粒、致密颗粒和少量溶酶体。特殊颗粒又称为 0C 颗粒,体积较大,圆形,电子密度中等,内含血小板因子 4、血小板源性生长因子(platelet-derived growth factor, PDGF)、凝血酶敏感蛋白(thrombospondin)等。致密颗粒较小,电子密度大,内含 5-羟色胺、ADP、ATP、钙离子、肾上腺素等。血小板内还有开放小管系和致密小管系。开放小管系的管道与血小板表面细胞膜连续,借此可增加血小板与血浆的接触面积,并能摄取血浆物质和释放颗粒内容物。致密小管系是封闭的小管,管腔电子密度中等,能收集钙离子和合成前列腺素等(图6-8)。

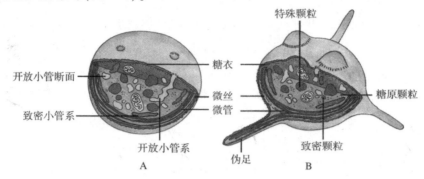

图6-8　血小板电镜结构模式图

A.静止相;B.功能相

　　血小板参与止血和凝血过程。当血管内皮受损或破裂时,血小板迅速黏附、聚集于破损处,形成血栓,堵塞破损的血管。在这一过程中,血小板释放颗粒内容物,其中,5-羟色胺能促进血管收缩,血小板因子4能对抗组胺的抗凝血作用,凝血酶敏感蛋白促进血小板聚集,血小板源性生长因子具有刺激内皮细胞增殖和促进血管修复的作用。血小板寿命为7~14天。

第二节　骨髓和血细胞发生

　　体内各种血细胞有一定的寿命,每天都有一定数量的血细胞衰老死亡,同时又有相同数量的血细胞在骨髓内生成并进入血液循环,使外周血中血细胞的数量和质量维持动态平衡。

　　人的血细胞最早出现于人胚发育第2周末卵黄囊壁的血岛。人胚发育第6周,血岛内的造血干细胞随血液循环迁入肝并开始造血。人胚胎发育第4~5个月造血干细胞迁入脾内并增殖分化。从胚胎后期至出生后,骨髓为主要的造血器官。

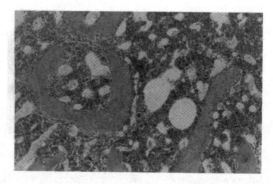

图6-9　骨髓低倍光镜像

一、骨髓的结构

　　骨髓位于骨髓腔中,占人体重

的4%~6%,是人体最大的造血器官。骨髓分为红骨髓(red bone marrow)和黄骨髓(yellow bone marrow)。胎儿及婴幼儿时期的骨髓都是红骨髓,大约从5岁开始,长骨干的骨髓腔内出现脂肪组织,并随年龄增长而增多,成为黄骨髓。成人的红骨髓和黄骨髓约各占一半。红骨髓主要分布在扁骨、不规则骨和长骨骺端的骨松质中,造血功能活跃。黄骨髓内仅有少量的幼稚血细胞,故仍保持着造血潜能,当机体需要时可转变为红骨髓进行造血。红骨髓主要由造血组织和血窦构成(图6-9)。

1.造血组织　造血组织主要由网状组织和造血细胞组成。网状细胞和网状纤维构成造血组织的支架,网眼中充满不同发育阶段的各种血细胞,以及少量造血干细胞、巨噬细胞、脂肪细胞和间充质细胞等。

造血细胞赖以生长发育的微环境称为造血诱导微环境(hemopoietic inductive microenvironment,HIM)。它包括:骨髓的神经成分、微血管系统和结缔组织。结缔组织成分包括网状纤维、基质和各类基质细胞。基质细胞(stromal cell)包括网状细胞、成纤维细胞、血窦内皮细胞、巨噬细胞、脂肪细胞等,它们是造血诱导微环境中的重要成分,不仅起支持作用,而且分泌细胞因子,调节造血细胞的增殖与分化。发育中的各种血细胞在造血组织中的分布呈现一定规律。幼稚红细胞常位于血窦附近,成群嵌附在巨噬细胞表面,构成幼红细胞岛(erythroblastic islet);随着细胞的发育成熟而贴近并穿过血窦内皮,脱去细胞核成为网织红细胞。幼稚粒细胞多远离血窦,当发育至有运动能力的晚幼粒细胞时,通过其变形运动接近并穿入血窦。巨核细胞常紧靠血窦内皮间隙,其细胞质突起常伸入窦腔,脱落后形成血小板。这种分布状况表明造血组织的不同部位具有不同的微环境造血诱导作用(图6-10)。

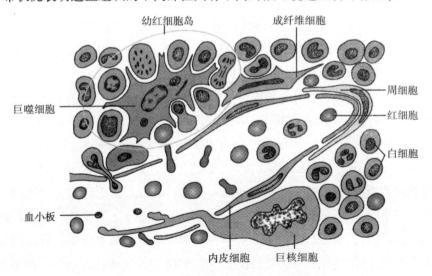

图6-10　骨髓造血诱导微环境结构示意图

近来的研究表明,骨髓基质细胞在一定的条件诱导下,可转化为体内不同种类的细胞,包括心肌细胞、神经元和肝细胞等。骨髓基质细胞这一特性必将在再生医学研究领域得到广泛的应用。

2. 血窦　血窦形状不规则,窦壁衬贴不连续的有孔内皮,内皮基膜不完整。基膜与内皮细胞之间有扁平突起的周细胞,血窦之间充满造血组织(图6-10)。血窦壁周围和血窦腔内的单核细胞和巨噬细胞,有吞噬清除血流中的异物、细菌和衰老死亡血细胞的功能。

二、造血干细胞和造血祖细胞

血细胞发生是造血干细胞在一定的微环境和某些因素的调节下,先增殖分化为各类血细胞的祖细胞,然后祖细胞定向增殖、分化直至成为各种成熟血细胞的过程。

1. 造血干细胞造血干细胞(hemopoietic stem cell,HSC)是生成各种血细胞的原始细胞,又称为多能干细胞(multipotential stem cell)。造血干细胞起源于人胚卵黄囊的血岛。出生后,主要存在于红骨髓,约占骨髓有核细胞的0.5%,其次,在脾、淋巴结和外周血中也有少量分布。造血干细胞的形态类似于小淋巴细胞。尽管许多实验已证实造血干细胞的存在,并不断获得新的分离技术,但迄今为止仍不能依靠形态学手段来辨认造血干细胞。

造血干细胞的基本生物学特性是:①有很强的增殖潜能,在一定条件下能反复分裂,大量增殖;但在一般生理状态下,多数细胞处于 G_0 期静止状态。②有多向分化能力,在一些因素的作用下能分化形成不同的造血祖细胞。此外,造血干细胞还可分化为某些非造血细胞,如树突状细胞、朗格汉斯细胞、内皮细胞等。③有自我更新能力,即细胞进行不对称性有丝分裂后产生两种子代细胞,其中一种分化为造血祖细胞,而另外一种仍保持干细胞原有特性,这样使造血干细胞在不断产生祖细胞的同时,可保持自身数量的相对恒定。

造血干细胞的研究始于20世纪60年代,Till 和 McCulloch 通过小鼠脾集落生成实验首次证实了造血干细胞的存在。他们将小鼠骨髓细胞悬液输给受致死量射线照射的同系小鼠,使后者重新获得造血能力而免于死亡。重建造血的原因是脾内出现许多小结节状造血灶,称为脾集落(spleen colony)。脾集落内含有红细胞系、粒细胞系和巨核细胞系或三者混合存在。如将脾集落细胞分离后再输给另外的致死量射线照射的同系小鼠,仍能发生多个脾集落,并重建造血。脾集落生成数与输入的骨髓细胞数或脾集落细胞数成正比关系,表明骨髓中有一类能重建造血的原始血细胞。为确定一个脾集落的细胞是否起源于同一个原始血细胞,实验中用射线照射移植细胞使其出现畸变染色体,以此作为辨认血细胞发生来源的标志。将此种带标志的细胞输给受照射的小鼠,结果发现,每个脾集落中的所有细胞均具有这种相同的畸变染色体,表明每个集落的细胞是来自同一个原始血细胞的。每个脾集落为一个克隆(done),称为脾集落生成单位(colony forming unit-spleen,CFU-S)。近年来还发现,造血干细胞中存在不同分化等级的细胞群体,如髓性造血干细胞可分化为红细胞系、粒细胞-单核细胞系、巨核细胞系造血祖细胞;淋巴性造血干细胞可分化为各种淋巴细胞(图6-11)。

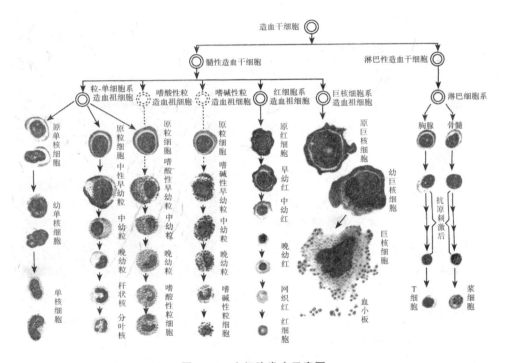

图6-11 血细胞发生示意图

1. 造血祖细胞 造血祖细胞(hemopoietic progenitor)是由造血干细胞分化而来的,只能向一个或几个血细胞系定向增殖分化,故也称为定向干细胞(committed stem cell)。造血祖细胞再分别分化为形态可辨认的各种幼稚血细胞(图6-11)。目前已确认的造血祖细胞有:①红细胞系造血祖细胞,在红细胞生成素(erythropoietin,EPO)的作用下,生成红细胞。②粒细胞-单核细胞系 血祖细胞,是中性粒细胞和单核细胞共同的祖细胞,在粒细胞-单核细胞集落刺激因子(granulocyte/monocyte colony stimulating factor,GM-CSF)、IL-3的作用下,形成中性粒细胞和单核细胞。③巨核细胞系造血祖细胞,在血小板生成素(thrombopoietin)作用下形成巨核细胞集落,产生血小板。大多数学者认为,嗜酸性粒细胞、嗜碱性粒细胞和淋巴细胞也都有自己的祖细胞及相应的集落刺激因子。

(三)血细胞发生过程的形态演变

血细胞的发生是一个连续发展的动态变化过程,各种血细胞的发育大致可分为 3 个阶段:原始阶段、幼稚阶段(又分早、中、晚 3 期)和成熟阶段。各系血细胞在发生过程中其形态演变有着以下共同的规律:①细胞体由大变小,但巨核细胞的发生则由小变大。②细胞核由大变小,红细胞的细胞核最后消失,粒细胞的细胞核由圆形逐渐变成杆状乃至分叶,但巨核细胞的细胞核由小变大呈分叶状;细胞核内染色质由细疏逐渐变粗密,染色由浅变深;核仁由明显渐至消失。③细胞质由少逐渐增多,细胞质嗜碱性逐渐变弱,但单核细胞和淋巴细胞仍保持嗜碱性;细胞质内的特殊结构如红细胞中的血红蛋白、粒细胞中的特殊颗粒均由无到有,并逐渐增多。④细胞分裂能力从有到无,但淋巴细胞仍保持很强的潜在分裂能力。

1. 红细胞的发生红细胞的发生历经原红细胞(proerythroblast)、早幼红细胞(或称为嗜碱性成红细胞,basophilic erythroblast)、中幼红细胞(或称为多染性成红细胞,polychromatophilic erythroblast)、晚幼红细胞(或称为正成红细胞,normoblast),后者脱去细胞核成为网织红细胞,最终成为完全成熟的红细胞。从原红细胞发育至晚幼红细胞需 3~4 天。巨噬细胞可吞噬晚幼红细胞脱出的细胞核和其他代谢产物,并为红细胞的发育提供铁质等营养物。2. 粒细胞的发生粒细胞的发生历经原粒细胞(myeloblast)、早幼粒细胞(又称为前髓细胞,promyelocyte)、中幼粒细胞(又称为髓细胞,myelocyte)、晚幼粒细胞(又称为后髓细胞,metamyelocyte),进而分化为成熟的杆状核和分叶核粒细胞。从原粒细胞增殖分化为晚幼粒细胞需 4~6天。骨髓内的杆状核粒细胞和分叶核粒细胞的贮存量很大,在骨髓停留 4~5 天后释放入血。若骨髓加速释放,外周血中的粒细胞可骤然增多。3. 单核细胞的发生单核细胞的发生经过原单核细胞(monoblast)和幼单核细胞(promonocyte),变为成熟的单核细胞。幼单核细胞增殖力很强,约38%的幼单核细胞处于增殖状态,单核细胞在骨髓中的贮存量不及粒细胞多,当机体出现炎症或免疫功能活跃时,幼单核细胞加速分裂增殖,以提供足量的单核细胞。

4. 血小板的发生血小板由原巨核细胞(megakaryoblast)经幼巨核细胞(promega-karyocyte)发育为巨核细胞后,再由巨核细胞的细胞质块脱落而成(图6-11)。原巨核细胞分化为幼巨核细胞,体积变大,细胞核常呈肾形,细胞质内出现细小颗粒。幼巨核细胞的细胞核经数次分裂,但细胞体不分裂,形成巨核细胞。

巨核细胞形态不规则,细胞体大,细胞核分叶状,细胞质内有许多血小板颗粒,还有许多由滑面内质网形成的网状小管,将细胞质分隔成许多小区。巨核细胞伸出细长的细胞质突起穿过血窦壁伸入窦腔,其细胞质末端膨大脱落即成血小板。每个巨核细胞可生成约 2000 个血小板。

5. 淋巴细胞的发生淋巴细胞来自淋巴性造血干细胞,一部分淋巴性造血干细胞经血流进入胸腺皮质,发育为 T 细胞;另一部分在骨髓内发育为 B 细胞和 NK 细胞。淋巴细胞的发育主要表现为细胞膜蛋白和功能状态的变化,形态结构的演变不明显,故不易从形态上划分淋巴细胞的发生和分化阶段。

临床上将骨髓涂片的细胞学检查,即观察各系血细胞在不同发育阶段的形态结构特征并分类计数,称为骨髓象,是血液系统疾病诊断的主要依据。

第七章　肌组织

肌组织(musde tissue)主要由肌细胞组成。肌细胞之间有少量的结缔组织以及血管、淋巴管及神经。肌细胞细长，又称为肌纤维(muscle fiber)。肌纤维的细胞膜称为肌膜(sarcolemma)，细胞质称为肌质(sarcoplasm)，又称为肌浆。肌质中有许多与细胞长轴平行排列的肌丝，它们是肌纤维舒缩功能的主要物质基础。根据结构和功能的特点，将肌组织分为3类：骨骼肌、心肌和平滑肌(图7-1)。骨骼肌和心肌属于横纹肌。骨骼肌受躯体神经支配，为随意肌；心肌和平滑肌受自主神经支配，为不随意肌。

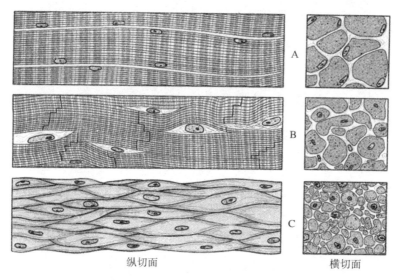

纵切面　　　　　　　　　　横切面

图7-1　骨骼肌(A)、心肌(B)、平滑肌(C)光镜结构模式图

第一节　骨骼肌

(一)骨骼肌纤维的光镜结构

骨骼肌(skeletal muscle)纤维呈长圆柱形，有横纹，具有多个细胞核(图7-2)，长1~40mm，直径为10~100μm。肌膜的外面有基膜紧密贴附。一条肌纤维内含

有几十个甚至几百个细胞核,位于肌质的周边即肌膜下方。细胞核呈扁椭圆形,异染色质较少,染色较浅。肌质内含许多与细胞长轴平行排列的细丝状肌原纤维。

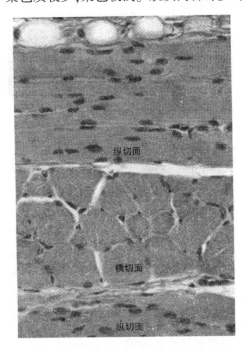

纵切面

横切面

纵切面

图7-2 骨骼肌纵、横切面光镜像

肌原纤维直径为1~2μm,沿肌纤维长轴平行排列,每条肌原纤维上都有明暗相间的带,由于各条肌原纤维的明带和暗带都相应地排列在同一平面上,从而构成了骨骼肌纤维明暗交替的周期性横纹(cross striation)(图7-1A,图7-2)。在偏振光显微镜下,明带(light band)呈单折光,为各向同性(isotropic),又称为Ⅰ带;暗带(dark band)呈双折光,为各向异性(anisotropic),又称为A带。暗带中央有一条浅色的窄带,称为H带,H带中央还有一条深色的M线。明带中央则有一条深色的细线,称为Z线。相邻两条Z线之间的一段肌原纤维称为肌节(sarcomere)。每个肌节都由1/2Ⅰ带+A带+1/2Ⅰ带组成。暗带的长度恒定,为1.5μm;明带的长度依骨骼肌纤维的收缩舒张状态而异,最长可达2μm;肌节长1.5~3.5μm,在一般安静状态下约为2μm,肌节递次排列构成肌原纤维,是骨骼肌纤维结构和功能的基本单位(图7-1A,图7-2)。

二、骨骼肌纤维的电镜结构

1.肌原纤维 肌原纤维(myofibril)由粗、细两种肌丝构成,沿肌原纤维的长轴排列。粗肌丝(thick myofilament)位于肌节A带,中央借M线固定,两端游离于细肌丝之间,末端止于明带和暗带交界处。细肌丝(thin myofilament)一端固定在Z线上,另一端插入粗肌丝之间,止于H带外侧。因此,明带仅由细肌丝构成,H带仅有粗肌丝,而H带两侧的暗带内既有粗肌丝又有细肌丝(图7-3,图7-4)。在横切面上可见一条粗肌丝周围有6条细肌丝,而一条细肌丝周围有3条粗肌丝(图7-4)。

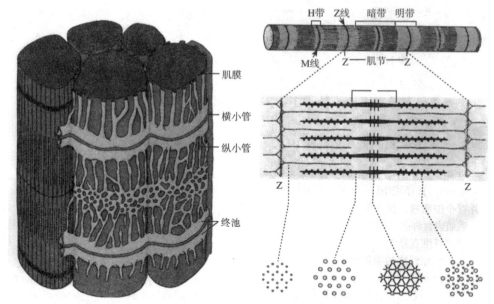

图7-3　骨骼肌纤维电镜结构模式图　　图7-4　骨骼肌肌原纤维电镜结构模式图

粗肌丝的分子结构:粗肌丝长约 1.5pm,直径为 15nm,由肌球蛋白(myosin)分子组成。肌球蛋白分子形如豆芽,分为头和杆两部分,在头和杆的连接点及杆上有两处类似关节的结构,可以屈动。M 线两侧的肌球蛋白对称排列,杆部均朝向粗肌丝的中段,头部则朝向粗肌丝的两端并露出表面,称为横桥(cros sbridge)(图7-5)。紧邻 M 线两侧的粗肌丝只有肌球蛋白杆部而没有头部,所以表面光滑。肌球蛋白头部含有 ATP 酶,可与 ATP 结合。当肌球蛋白分子头部与细丝的肌动蛋白接触时,ATP 酶才被激活,分解 ATP,释放能量,使横桥向 M 线方向屈动。

细肌丝的分子结构:细肌丝长约 1μm,直径为 5nm,细肌丝由肌动蛋白(actin)、原肌球蛋白(tropomyosin)和肌钙蛋白(troponin)组成。肌动蛋白由球形的肌动蛋白单体接连成串珠状,并形成双股螺旋链。每个球形的肌动蛋白单体上都有一个可以与肌球蛋白头部相结合的位点,但在肌纤维处于非收缩状态时,该位点被原肌球蛋白掩盖。原肌球蛋白是由两条双股螺旋多肽链组成的,首尾相连,嵌于肌动蛋白双股螺旋链的浅沟内,每一个原肌球蛋白跨越 7 个肌动蛋白单体。肌钙蛋白由 3 个球形亚单位组成,分别简称为 TnT、Tn I 和 TnC。肌钙蛋白借 TnT 附于原肌球蛋白分子上,Tn I 是抑制肌动蛋白与肌球蛋白相互作用的亚单位,TnC 则是能与 Ca^{2+} 相结合的亚单位(图7-5)。

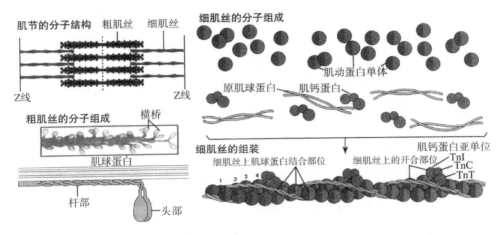

图 7-5　骨骼肌粗肌丝和细肌丝分子结构模式图

2.横小管　横小管(transverse tubule)或称为 T 小管,它是肌膜向肌质内凹陷形成的管状结构,其走向与肌纤维长轴垂直,故称为横小管。人与哺乳动物的横小管位于 A 带与 I 带交界处,同一水平的横小管分支吻合,环绕在每条肌原纤维周围(图 7-3)。横小管可将肌膜的兴奋性迅速传到每个肌节。

3.肌质网　肌质网(sarcoplasmic reticulum)又称为肌浆网,是肌纤维内特化的滑面内质网,在相邻的两个横小管之间形成互相通连的小管网,纵行包绕在每条肌原纤维周围,故又称为纵小管(图 7-3)。位于横小管两侧的肌质网呈环行的扁囊,称为终池(terminal cistemae),终池之间则是相互吻合的纵行小管网。每条横小管与其两侧的终池共同组成三联体(triad)(图 7-3)。在此部位将神经冲动从横小管的肌膜传到肌质网膜。肌质网的膜上有丰富的钙泵和钙通道。钙泵能逆浓度差把肌质中的 Ca^{2+} 泵入肌质网内贮存,使其内的 Ca^{2+} 浓度为肌质中的上千倍。当肌质网膜接受神经冲动后,钙通道开放,大量 Ca^{2+} 涌入肌质。

此外,肌原纤维之间含有大量线粒体、糖原以及少量脂滴,肌质内还有可与氧结合的朋红蛋白。

三、骨骼肌纤维的收缩原理

目前认为,骨骼肌收缩的机制是肌丝滑动原理(sliding filament mechanism)。其过程大致如下:①运动神经末梢将神经冲动传递给肌膜;②肌膜的兴奋性经横小管传递给肌质网,大量 Ca^{2+} 涌入肌质;③Ca^{2+} 与肌钙蛋白结合,引起肌钙蛋白、原肌球蛋白发生构型或位置变化,暴露出肌动蛋白上与肌球蛋白分子头部结合的位点,两者迅速结合;④ATP 分解并释放能量,肌球蛋白的头及杆发生屈动,将肌动蛋白链向 M 线牵引(图 7-6);⑤细肌丝在粗肌丝之间向 M 线滑动,Ⅰ带变窄,A 带长度不变,但 H 带因细肌丝的插入而变窄甚至消失,肌节缩短,肌纤维收缩(图 7-7);⑥收缩结束后,肌质内 Ca^{2+} 被泵入肌质网,肌钙蛋白等恢复原来的构型,原肌球蛋白恢复原位又掩盖肌动蛋白位点,一个新的 ATP 与 ATP 酶结合,肌球蛋白分子头部与肌动蛋白脱离接触,肌纤维处于松弛状态。

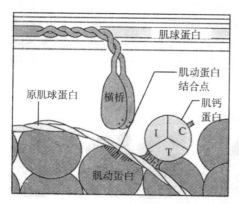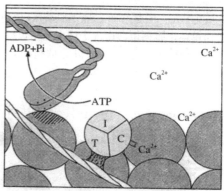

图 7-6　骨骼肌纤维收缩的分子结构示意图

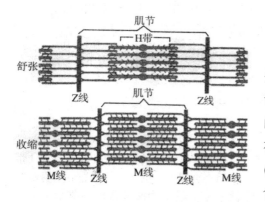

图 7-7　骨骼肌纤维舒缩的分子结构图解

（四）骨骼肌的构造

大多数骨骼肌借肌腱附于骨骼。分布于躯干和四肢的每块骨骼肌均由许多平行排列的骨骼肌纤维组成,它们的周围包裹着结缔组织(图 7-8)。包在整块肌外面的结缔组织,称为肌外膜(epimysium),是一层致密结缔组织膜,含有血管和神经。肌外膜的结缔组织以及血管和神经的分支伸入骨骼肌内,将其分隔形成肌束,包裹肌束的结缔组织,称为肌束膜(perimysium)。分布在每条骨骼肌纤维周围的少量结缔组织,称为肌内膜(endomysium),肌内膜含有丰富的毛细血管。各层结缔组织膜除有支持、连接、营养和保护肌组织的作用外,对单条骨骼肌纤维的活动及肌束和整块骨骼肌的肌纤维群体活动也起着调整作用。在骨骼肌纤维与基膜之间有一种扁平有突起的细胞,称为肌卫星细胞(muscle satellite cell),排列在肌纤维的表面,当肌纤维受损伤后,此种细胞可分化形成肌纤维。

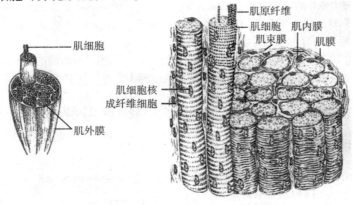

图 7-8　骨骼肌光镜立体结构模式图

第二节　心　肌

心肌(cardiac muscle)分布于心脏和邻近心脏的大血管管壁中。心肌收缩具有自动节律性,缓慢而持久,不易疲劳。

(一)心肌纤维的光镜结构

心肌纤维呈短圆柱状,有分支,互相连接成网。心肌纤维的连接处,称为闰盘(intercalated disc),在 HE染色的标本中呈着色较深的横行或阶梯状粗线(图 7-9)。心肌纤维的细胞核呈卵圆形,位居中央,有的细胞含有双核。心肌纤维的肌质较丰富,多聚在细胞核的两端处,其中含有丰富的线粒体和糖原及少量脂滴和脂褐素。脂褐素为残余体,随年龄的增长而增多。心肌纤维显示有横纹,但不如骨骼肌纤维的横纹明显。

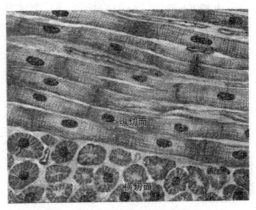

图 7-9　心肌纵、横切面光镜结构模式图

(二)心肌纤维的电镜结构

心肌纤维也含有粗、细两种肌丝,它们在肌节内的排列分布与骨骼肌纤维相同,也具有肌质网和横小管等结构(图 7-10)。心肌纤维的特点是:①不形成明显

的肌原纤维,肌丝被少量肌质和大量纵行排列的线粒体分隔成粗细不等的肌丝束,以致横纹也不如骨骼肌的明显。②横小管较短粗,位于Z线水平。③肌质网比较稀疏,纵小管不甚发达,终池小且数量少,横小管两侧的终池往往不同时存在,多见横小管与一侧的终池紧贴形成二联体(diad)(图7-10)。因此,心肌纤维贮存Ca^{2+}的能力不强,收缩前尚需要从细胞外摄取Ca^{2+}。④闰盘位于Z线水平,由相邻两个肌纤维的分支处伸出许多短突相互嵌合而成,常呈阶梯状。在心肌纤维的横向连接部位,有中间连接和桥粒,起牢固的连接作用;在纵向连接的部位,有缝隙连接,便于细胞间化学信息的交流和电冲

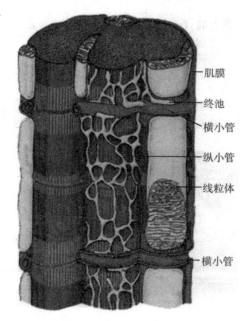

7-10　心肌纤维电镜结构立体模式图

— 肌膜
— 终池
— 横小管
— 纵小管
— 线粒体
— 横小管

动的传导,分别使心房肌和心室肌整体的收缩和舒张同步化(图7-10,图7-11)。扫描电镜下,阶梯状闰盘的横向部位有大量指状突起,纵向部位的细胞膜光滑(图7-12)。⑤心房肌纤维除有收缩功能外,还具有内分泌的功能,可分泌心房钠尿肽(atrial natriuretic peptide),或称为心钠素,具有排钠、利尿及扩张血管、降低血压的作用。

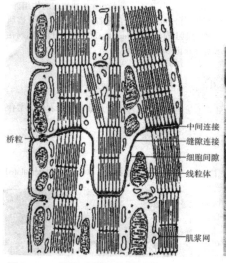

桥粒
中间连接
缝隙连接
细胞间隙
线粒体
肌浆网

图7-11　闰盘电镜结构模式图

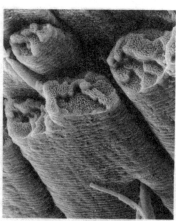

图7-12　猴心肌闰盘扫描电镜像

第三节　平滑肌

平滑肌(smooth muscle)广泛分布于血管壁和许多内脏器官。平滑肌的收缩较为缓慢和持久,属于不随意肌。

一、平滑肌纤维的光镜结构

平滑肌纤维呈长梭形,细胞核呈长椭圆形或杆状,1 个,位于中央(图 7-13),细胞核两端的肌质较丰富。平滑肌纤维收缩时,细胞核可扭曲呈螺旋形。平滑肌纤维一般长 200μm,直径为 8μm;但大小不均,如小血管壁平滑肌纤维短至 20μm,而妊娠期子宫平滑肌可长达 500μm。平滑肌横切面呈大小不等的圆形断面,大的断面中央可见细胞核的横切面。平滑肌纤维可单独存在,多数是成束或成层分布的。

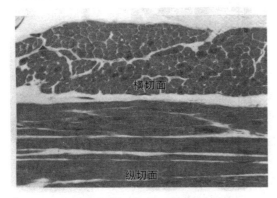

图 7-13　平滑肌纵、横切面光镜像

(二)平滑肌纤维的电镜结构

平滑肌纤维的肌膜向肌质内凹陷形成数量众多的小凹(caveola),相当于横纹肌的横小管。肌质网不发达,呈稀疏的小管状,位于肌膜下与小凹相邻近。细胞核两端的肌质较多,含有线粒体、高尔基复合体、粗面内质网、游离核糖体及脂滴(图 7-14)。平滑肌纤维内没有肌原纤维,但细胞骨架系统比较发达,主要由密斑(dense patch)、密体(dense body)和中间丝组成。密斑和密体都是电子致密的小体,但分布的部位不同(图 7-14)。密斑位于肌膜的内面,密体位于细胞质内,两者之间由中间丝相连。平滑肌纤维肌质内含有粗、细两种肌丝。细肌丝一端固定于密斑或密体上,

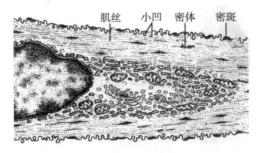

图 7-14　平滑肌纵切面电镜结构模式图

另一端游离。粗肌丝均匀地分布在细肌丝之间。若干条粗肌丝和细肌丝聚集形成肌丝单位,又称为收缩单位(contractile unit)(图 7-15)。平滑肌的收缩也是通过肌

丝单位的粗、细肌丝之间的滑动完成的。由于细肌丝以及细胞骨架的附着点密斑呈螺旋状分布,当肌丝滑动时,肌纤维呈螺旋状扭曲,长轴缩短。

(三)平滑肌纤维间的连接与排列方式

平滑肌纤维间主要是缝隙连接,可使细胞间互通化学信息,肌膜兴奋性也能迅速传导,使许多平滑肌纤维同步收缩,而使相互连接的平滑肌纤维构成一个功能上的整体。

平滑肌纤维除单个、分散地存在于消化管固有层中或小血管壁外,大多数成束或成层构成内脏器官的壁。在束或层中,平滑肌纤维多相互平行,交错排列,且一个肌纤维的中部与邻近肌纤维两端的细部紧密地贴在一起。平滑肌纤维之间有较发达的缝隙连接,可传递信息分子和电冲动,使众多平滑肌纤维同时收缩而形成功能整体。

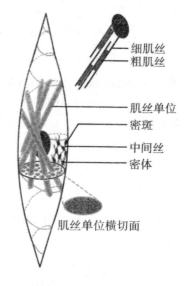

细肌丝
粗肌丝

肌丝单位
密斑
中间丝
密体

肌丝单位横切面

图 7-15　平滑肌肌丝单位结构模式图

第八章　神经组织

神经组织(nerve tissue)主要由神经细胞(nerve cell)和神经胶质细胞(neuroglial cell)组成。神经细胞是高度分化的细胞,是神经系统的结构和功能单位,故也称为神经元(neuron),约有10^{12}个。神经元彼此相互联系形成复杂的神经网络,通过接受刺激、整合信息和传导冲动,将信息等传递到肌纤维、腺体等发挥效应。神经胶质细胞数量为神经元的10~50倍,遍布于神经元之间,对神经元起支持、营养、保护、绝缘和修复等作用。神经胶质细胞也参与神经元的一些生理活动,两者的形态和功能虽有差别,但它们是密切相关的统一体。

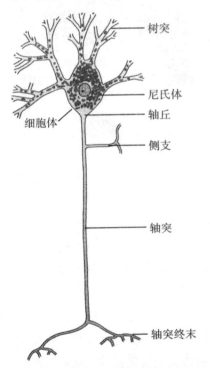

图 8-1　脊髓前角运动细胞光镜结构模式图

第一节　神经元

神经元形态多种多样,具有细胞体和突起。细胞体包括细胞膜、细胞核和细胞质,突起分为树突和轴突(图8-1)。

(一)神经元的形态结构

1.细胞体　神经元的细胞体(soma)存在于脑和脊髓的灰质及神经节内。其形态各异,有锥体形、梨形、球形、星形等;其大小相差悬殊,直径为5~150μm。细胞体是神经元的代谢和营养中心。

(1)细胞膜:神经元的细胞膜是可兴奋膜(excitable membrane),未受刺激时表现出膜外为正、膜内为负的跨膜电位差(即静息电位),当受到特定刺激时能产生明显的电位变化(即动作电位或神经冲动),并能沿细胞膜传播。神经元细胞膜的性质取决于镶嵌在膜上的膜蛋白的种类、数量、结构和功能,膜蛋白中有些是特异的化学信息的受体(receptor),有些是控制特定离子通过的离子通道(ionic channel)。受电刺激而开放的离子通道称为电位门控通道

（voltage-gated channel），当某种化学物质与受体结合时才开放的离子通道称为化学门控通道（chemically-gated channel）。通常树突膜和细胞体膜主要含化学门控通道，而轴突膜则富含电位门控通道。此外，神经元的细胞膜表面还有糖蛋白（如神经-细胞黏连分子）和糖脂（如神经节苷脂），参与细胞识别等活动。

（2）细胞核：细胞核多位于神经元的细胞体中央，大而圆，异染色质少，故着色浅，核仁大而明显。

（3）细胞质：神经元细胞核周围的细胞质又称为核周质（perikaryon），除含有一般细胞器外，还富含尼氏体、神经原纤维和一些包涵物（图8-2，图8-3）。

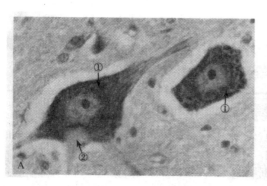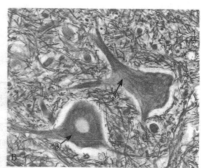

图 8-2　神经元光镜像
A. 天竺牡丹染色（①尼氏体，②轴丘）；B. 银浸染（③神经原纤维）

尼氏体（Nissl body）又称为嗜染质（chromophil substance），为光镜下可见的嗜碱性小体或颗粒（图8-1，图8-2A）。不同神经元的尼氏体的形态和大小不一，如脊髓前角运动神经元，尼氏体数量多，呈斑块状，有如虎皮样花斑，又称为虎斑小体（tigroid body）；而在脊神经节神经元的细胞质内，尼氏体呈颗粒状，散在分布。电镜下，尼氏体由许多平行排列的粗面内质网及其间的游离核糖体构成（图8-3）。尼氏体是神经元合成蛋白质的部位。合成的蛋白质包括复制细胞器所需的蛋白质、产生神经递质有关的酶、肽类神经调质等。

神经原纤维（neurofibril）是神经元细胞质内直径为 2~3μm 的丝状纤维结构，在银染切片标本中，呈棕褐色细丝，交织成网，并向树突和轴突延伸，达到突起的末梢部位（图8-2B）。电镜下，神经原纤维由神经丝和微管聚集成束所构成。神经丝（neurofilament）是直径约为 10nm 的中间丝，微管直径约为 25nm，壁厚 5nm。神经原纤维构成神经元的细胞骨架，既具有支持作用，又参与细胞质内的物质转运。微管蛋白是组成微管的主要成分，还有其他一些蛋白质也参与微管结构装配，总称为微管相关蛋白（microtubule-associated proteins，MAPs）。神经元的树突和轴突内含有不同类型的 MAPs,用免疫组织化学方法可以区分树突和轴突。

脂褐素(lipofuscin)是细胞质内的一种包涵物,呈棕黄色颗粒状,常位于神经元的核周质一侧,随年龄增长而增多,其内容物为溶酶体消化后的残留物,多为异物、脂滴或退变的细胞器(图 8-3)。

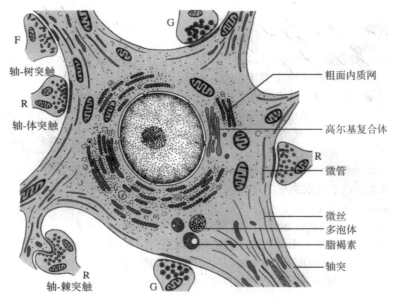

图 8-3　神经元及突触电镜结构模式图

R:突触扣结内含圆形清亮突触小泡;F:突触扣结内含扁平清亮突触小泡;

G:突触扣结内含颗粒型突触小泡

2. 突起　突起(process or neurite)自细胞体伸出,其长短、数量与形态因不同神经元而异。长的突起组成神经纤维,短的突起参与组成中枢的神经毡(neuropil)和外周的神经丛。一些突起的终末分布于外周器官,组成神经末梢,感受体内外刺激,或支配效应器(肌纤维、腺细胞等)活动。

(1)树突:树突(dendrite)内的结构与神经元的核周质基本相似,也含有粗面内质网、线粒体、滑面内质网、微丝、神经丝和微管等。神经元有一个或多个树突,一般自细胞体发出后即反复分支,逐渐变细,形如树枝状。树突表面可见许多棘状突起,称为树突棘(dendritic spine),是神经元间形成突触的主要部位。电镜下,树突棘内含有 2~3 层滑面内质网形成的板层,称为棘器(spine apparatus)。板层间有少量致密物质。树突具有接受刺激并将冲动传入神经元细胞体的功能,树突的分支和树突棘可扩大神经元接受刺激的表面积。

(2)轴突:一个神经元一般只有一个轴突(axon)。轴突较细而长,表面光滑,直径均一。轴突分支少,通常是在距细胞体较远或近终末处才有分支,多呈直角分出,称为侧支(collateralbranch),直径一般与主干相同。轴突末端常有分支,称为轴突终末(axon terminal)。神经元的细胞体发出轴突的部分常呈圆锥形,称为轴丘(axon hillock)(图8-2A)。光镜下,轴突与轴丘内无尼氏体,以此可以区分树突和轴突。轴突表面的细胞膜称为轴膜(axolemma),其内的细胞质称为轴质(axoplasm)。轴质内有大量与轴突长轴平行排列的微管和神经丝,并含有微丝、线粒体、滑面内质网和小泡,但无粗面内质网和高尔基复合体,故不能合成蛋白质。

轴突的主要功能是传导神经冲动,能将冲动从细胞体传向终末。神经冲动在轴丘处轴膜发生,并沿着轴膜传导。

轴突内的物质是流动的,称为轴质流(axoplasmic flow)。轴突内的物质转运称为轴突运输(axonal transport)。由细胞体向轴突终末运输的过程称为顺向轴突运输(anterograde axonaltransport),反之,轴突终末内的代谢产物或由轴突终末摄取的物质,如蛋白质、小分子物质,由邻近细胞产生的神经营养因子或一些外源性物质,如病毒、毒素及神经束路追踪时注射的示踪剂,可逆向转运到细胞体,称为逆向轴突运输(retrograde axonal transport)。细胞体内新形成的微丝、微管和神经丝以1~4mm/d的速度缓慢地向轴突终末转运,称为慢速轴突运输(slow axonal transport)。轴膜更新所需的蛋白质、线粒体、含神经递质的小泡及合成递质所需的酶等,以100~400mm/d的速度由细胞体向轴突终末运输,称为快速轴突运输(fast axonal transport)。轴突运输与微管的作用密切相关,微管与轴质中的动力蛋白(dynein)或驱动蛋白(kinesin)相互作用,可推动小泡向一定方向移动。此外,微丝也与轴突运输作用有关。

二、神经元的分类

神经元种类繁多,分类方法有多种,常以神经元突起的数目、突起的长短、神经元的功能及神经元所释放的神经递质进行分类(图8-4)。

1. 根据突起的多少,神经元分为以下3类:

(1)假单极神经元(pseudounipolar neuron):如脑神经节和脊神经节细胞,从细胞体发出一个突起,但在距细胞体不远处呈"T"形分为两支,一支进入中枢称为中枢突(central process),另一支分布到外周组织或器官,称为周围突(peripheral process)。按神经冲动的传导方向,假单极神经元的中枢突为轴突,周围突为树突,但因周围突细而长,在形态上与轴突相似,故也称为轴突。

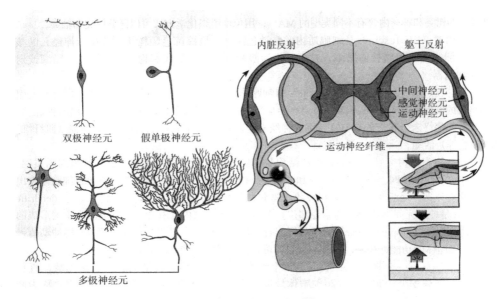

双极神经元　　假单极神经元

内脏反射　　　　　　躯干反射

中间神经元
感觉神经元
运动神经元

运动神经纤维

多极神经元

图8-4　神经元的主要类型模式图

（2）双极神经元（bipolar neuron）：具有两个突起，一个树突和一个轴突，如耳蜗螺旋神经节（spiral ganglion）细胞和视网膜的双极细胞（bipolar cell）。

（3）多极神经元（multipolar neuron）：这类神经兀只有一个轴突，但有多个（两个以上）树突，是体内数量最多的一类神经元，如大脑皮质和脊髓前角运动神经元。

2. 根据功能的不同，神经元分以下3类：

（1）感觉神经元（sensory neuron）：又称为传入神经兀（afferent neuron），多为假单极神经元，细胞体位于脑神经节或脊神经节内，可接受体内外刺激并将信息传入中枢。

（2）运动神经元（motor neuron）：也称为传出神经兀（efferent neuron），一般为多极神经元，细胞体主要位于中枢神经系统灰质（gray matter）和自主神经节内，突起参与白质（white matter）和周围神经的组成，负责将神经冲动传递给肌细胞或腺细胞。

（3）中间神经元（interneuron）：也称为联络神经兀（associated neuron），主要为多极神经元，细胞体位于中枢神经系统灰质内，其突起一般位于灰质，在前两种神经元之间起联络和信息加工作用。人类的神经系统中，中间神经元的数量占神经元总数的99%。

3. 按照轴突的长短，神经元可分为以下两类：

（1）高尔基Ⅰ型神经元（Golgitype Ⅰ neuron）：细胞体较大，轴突较长（可长达

1m 以上),在行进途中,长轴突发出侧支,如脊髓前角运动神经元。

(2)高尔基Ⅱ型神经元(Golgitype Ⅱ neuron):细胞体小,轴突短,可短至仅数微米,在细胞体附近发出侧支,如大脑皮质内的联络神经元。

4. 根据神经兀释放的神经递质(neurotransmitter)或神经调质(neuromodulator)的种类不同,神经元分为以下 4 类:

(1)胆碱能神经元(cholinergic neuron):能释放乙酰胆碱,如脊髓前角运动神经元。

(2)胺能神经元(aminergic neuron):能释放单胺类神经递质,根据所释放的胺类神经递质种类不同,可进一步分为肾上腺素能神经元、去甲肾上腺素能神经元、多巴胺能神经元、5-羟色胺能神经元等,如交感神经节内的神经元属于肾上腺素能神经元。

(3)氨基酸能神经元(aminoacidergic neuron):能释放氨基酸类神经递质,根据所释放的氨基酸种类不同,可进一步分为谷氨酸能神经元、γ-氨基丁酸能神经元等。

(4)肽能神经元(peptidergic neuron):能释放肽类神经递质或神经调质,如脑啡肽、P 物质等肽类物质。

另外,根据细胞体的形态,神经元可分为锥体细胞、星形细胞和梭形细胞等。根据神经元引起的效应不同,可分为兴奋性神经元和抑制性神经元。总之,几种不同的分类方法对一种神经元可以是重叠的,如脊髓前角的神经元,可以归纳为多极神经元、高尔基Ⅰ型神经元、星形神经元、运动神经元、胆碱能神经元、兴奋性神经元等。

第二节 突 触

突触(synapse)是神经元与神经元之间,或神经元与非神经细胞之间的一种特化的细胞连接,是传递信息的功能部位。神经元之间借助突触彼此相互联系,构成机体复杂的神经网络,实现神经系统的各种功能活动。在神经元之间的连接中,最常见的是上一级神经元的轴突终末与下一级神经兀的树突、树突棘或细胞体形成轴-树突触(axodendritic synapse)、轴-棘突触(axospinous synapse)和轴-体突触(axosomatic synapse)。此外,还有轴-轴突触(axoaxonal synapse)、树-树突触(dendrodendritic synapse)和体-体突触(somato-somatic synapse)(图 8-3,图 8-5)。根据传递信息的方式不同,突触分为化学突触(chemical synapse)和电突触(electric synapse)两类,前者以神经递质作为通信的媒介,后者以电信号传递信息。通常所说的突触是指化学突触。

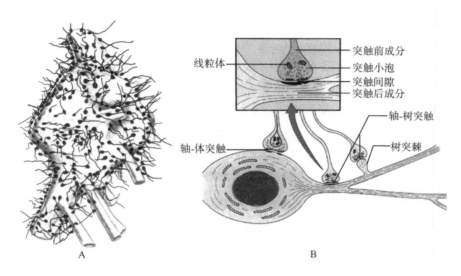

图8-5　化学突触结构模式图

A.光镜立体结构模式图,示突触扣结;B.电镜结构模式图

（一）化学突触

1.化学突触的结构　化学突触由突触前成分(presynaptic element)、突触后成分(postsynaptic element)与突触间隙(synaptic cleft)组成(图8-5,图8-6)。突触前成分和突触后成分彼此相对的细胞膜较其余部位略增厚,分别称为突触前膜(presynaptic membrane)和突触后膜(postsynaptic membrane),

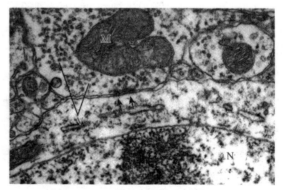

图8-6　轴-体化学突触电镜像

V:突触小泡;M:线粒体;N:神经元的细胞核

（箭头示突触后膜）

两膜之间的狭窄间隙称为突触间隙,宽15~30nm,内含糖蛋白和一些细丝。

突触前成分通常是神经元的轴突终末,呈球状膨大附着在另一神经元的树突或细胞体上,在银染标本上呈现棕褐色圆形颗粒,称为突触扣结(synaptic button)(图8-5A)。电镜下,突触扣结内含许多突触小泡(synaptic vesicle)及少量线粒体、滑面内质网、微管、微丝等。突触小泡呈圆形或扁平状,内含有神经递质或神经调质,根据其大小有无致密核芯,可分为小清亮小泡(small clear vesicle)、小颗粒小泡(small granular vesicle)和大颗粒小泡(large granular vesicle)(图 8-3,图 8-5,图8-6)。小的突触小泡直径 40~60nm,大的突触小泡直径可达 200nm。含乙酰胆碱的突触小泡多为小圆形清亮状,含氨基酸类递质的多呈扁平清亮状,含胺类递质的则呈小颗粒状,而含肽类递质的往往是大颗粒小泡。突触前膜的细胞质面附有一些致密物质,因此比一般细胞膜略厚。突触小泡表面附有一种称为突触素Ⅰ(synapsin Ⅰ)的突触小泡相关蛋白,它将突触小泡与细胞骨架连接在一起。突触前膜还有电子密度高的锥形致密突起(dense projection)突入细胞质内,突起间容纳突触小泡。此外,突触前膜富含电位门控通道。

突触后成分是另一神经元与突触前膜相对应的细胞膜部分,主要为突触后膜,其细胞质面附着有致密物质,称为突触后致密物(postsynaptic density),较一般细胞膜明显增厚。突触后膜上含有特定的受体和化学门控的离子通道。根据突触前后膜致密物质厚度差异的大小,突触可分为Ⅰ型和Ⅱ型突触。Ⅰ型突触的突触后膜附着的致密物质明显较突触前膜厚,两者不对称,突触间隙较宽(30nm),因此也称为非对称性突触(asymmetric synapse)。Ⅱ型突触前后膜致密物质较少,两者厚度相近,突触间隙较窄(20nm),称为对称性突触(symmetric synapse)。

2. 化学突触的功能　当神经冲动沿轴膜传至轴突终末时,触发突触前膜上的电位门控钙通道开放,细胞外的 Ca^{2+} 进入突触前成分,在 ATP 参与下,突触素Ⅰ发生磷酸化。磷酸化的突触素与突触小泡亲和力降低,因此,突触小泡与细胞骨架分离而移向突触前膜,与突触前膜铺定(docking)、融合(fusion),并通过出胞作用(exocytosis)将神经递质释放到突触间隙内。部分神经递质与突触后膜上相应受体结合,引起与受体偶联的化学门控通道开放,使相应离子进出,改变突触后膜内、外离子的分布,产生兴奋性或抑制性变化,进而影响所支配的效应细胞的活动。使突触后膜发生兴奋的突触,称为兴奋性突触(excitatorysynapse),而使后膜发生抑制的称为抑制性突触(inhibitorysynapse)。突触的兴奋或抑制取决于神经递质及其受体的种类。有人认为,Ⅰ型突触是兴奋性突触,Ⅱ型突触是抑制性突触。结合在突触后膜受体上的神经递质或调质在产生效应后立即被相应的酶灭活或被再摄入突触前成分内分解,其作用因此被迅速消除,以保证突触传递的灵敏性。神经冲动通过化学突触在神经元之间的传导呈单向性。

(二)电突触

电突触是 2 个神经元间的缝隙连接(gap junction)(详见上皮组织)。相邻 2 个神经元之间的距离(突触间隙)仅2~3nm,相邻质膜内均有连接蛋白(cormexin)形成呈六角形的结构单位,其中心有一个直径约2mn的小管,直径小于2nm或分子量小于1500kD的物质可通过。电突触处电阻低,通透性好,局部电流极易通过。电突触在传导冲动时不需要神经递质的介导,而以电信号作为信息载体,具有双向快速传递的特点,可促进神经元的同步活动。

第三节　神经胶质细胞

神经胶质细胞简称为神经胶质(neuroglia)或胶质细胞(glial cell),广泛分布于中枢和周围神经系统。胶质细胞也具有突起,但不分树突和轴突,也无传导神经冲动的功能。用HE等普通染色只能显示胶质细胞的核和少量细胞质,但可用特殊银染方法和免疫组织化学方法显示其全貌。胶质细胞具有支持、营养、保护、髓鞘形成及绝缘作用。

(一)中枢神经系统的神经胶质细胞

1.星形胶质细胞　星形胶质细胞(astrocyte)是胶质细胞中体积最大的一种,细胞体呈星形,细胞核大,呈圆形或椭圆形,染色较浅,核仁不明显。细胞质内有交织走行的神经胶质丝(neuroglial filament),组成胶质丝的蛋白质称为胶质原纤维酸性蛋白(glial fibrillary acidic protein,GFAP),用免疫细胞化学方法能特异性地显示出这类细胞。星形胶质细胞的突起末端常膨大形成脚板(foot plate)或终足(end foot),贴附在毛细血管基膜上,或伸到脑和脊髓的表面形成胶质界膜(glia limitans)。星形胶质细胞约占全部胶质细胞的20%,可分为两种:

(1)原浆性星形胶质细胞:原浆性星形胶质细胞(protoplasmic astrocyte)多分布在灰质内,突起较短粗,分支较多,表面不光滑,细胞质内的神经胶质丝较少(图8-7A)。

(2)纤维性星形胶质细胞:纤维性星形胶质细胞(fibrous astrocyte)多分布在白质,突起细长,分支较少,表面光滑,细胞质内含大量神经胶质丝(图8-7B)。

2.少突胶质细胞　少突胶质细胞(oligodendrocyte)数量较多,分布于灰质和白质内,位于神经元的细胞体及神经纤维的周围,在银染标本中突起比星形胶质细胞小和少(图8-7C),但用特异性的免疫组织化学方法染色显示,其突起并不少,而且分支极多。少突胶质细胞是中枢神经系统的髓鞘形成细胞,其突起末端扩展成扁平薄膜,包卷神经元的轴突形成髓鞘。

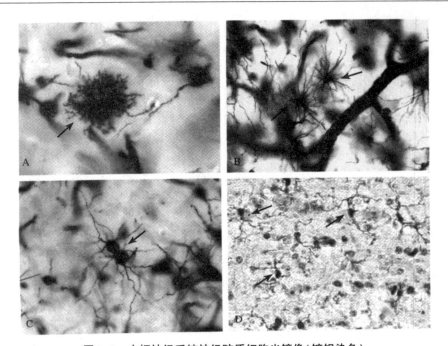

图 8-7　中枢神经系统神经胶质细胞光镜像(镀银染色)

A.原浆性星形胶质细胞;B.纤维性星形胶质细胞;C.少突胶质细胞;D.小胶质细胞

3. 小胶质细胞　小胶质细胞(microglia)是胶质细胞中最小的一种,数量较少,约占胶质细胞的5%,分布于灰质和白质内,细胞体较小,呈长椭圆形,常以细胞体长轴的两端伸出两个较长突起,反复分支,其表面有小棘突。细胞核小,呈椭圆或三角形,染色较深(图 8-7D)。小胶质细胞属于单核吞噬细胞系统,可能来源于血液中的单核细胞,具有变形运动和吞噬功能。在正常情况下,小胶质细胞是静止的,但在中枢神经受损时,可转变为巨噬细胞,清除细胞碎屑及退化变性的髓鞘。此外,小胶质细胞还具有免疫功能,是中枢神经系统的抗原呈递细胞和免疫效应细胞。

4. 室管膜细胞　室管膜细胞(ependymal cell)为覆盖在脑室和脊髓中央管腔面的一层立方或柱状细胞,其表面有微绒毛或纤毛,有的细胞基部发出细长突起伸向脑和脊髓深部,称为伸长细胞(tanycyte)。室管膜细胞具有支持和保护作用,并参与脑脊液形成。

二、周围神经系统的神经胶质细胞

1. 施万细胞　施万细胞(Schwann cell)又称为神经膜细胞(neurolemmal cell),是周围神经系统的髓鞘形成细胞,包绕在神经纤维轴突的周围,形成髓鞘和神经膜。此外,施万细胞能产生神经营养因子(neurotrophic factors),在神经纤维的再生中起重要作用。

2. 卫星细胞　卫星细胞(satellite cell)又称为被囊细胞(capsular cell),是包绕在神经节细胞周围的一层扁平或立方细胞,细胞核圆或卵圆形,染色较深,具有营养和保护神经节细胞的功能。

第四节　神经纤维和神经

一、神经纤维

神经纤维(nerve fiber)由神经元的长轴突和包在其外面的神经胶质细胞组成。根据胶质细胞是否形成髓鞘(myelin sheath),神经纤维分为有髓神经纤维(myelinated nerve fiber)和无髓神经纤维(unmyelinated nerve fiber)两种。神经纤维主要构成中枢神经系统的白质和周围神经系统的脑神经、脊神经和自主神经。

1. 有髓神经纤维

(1)周围神经系统的有髓神经纤维:由施万细胞包绕神经元轴突构成(图8-8,图8-9)。多个施万细胞成长卷筒状一个接一个地套在轴突外面形成藕节样的节段性髓鞘,相邻施万细胞不完全连接而形成节段性缩窄,该缩窄部分称为郎飞结(Rarwier node)。郎飞结部位轴膜裸露,可发生膜电位变化。相邻郎飞结之间的一段神经纤维称为结间体(internode),一个结间体的髓鞘由一个施万细胞形成。这类神经纤维的轴突除起始段、终末及郎飞结等处外,均包裹有髓鞘。电镜下,每一个结间体的髓鞘是由一个施万细胞的双层细胞膜呈同心圆反复环绕轴突所构成的明暗相间的板层样结构。施万细胞核呈长椭圆形,位于髓鞘边缘的少量细胞质内。施万细胞外有一层基膜,基膜与施万细胞最外面的一层细胞膜共同构成神经膜(neurilemma)。髓鞘主要由类脂和蛋白质所组成,称为髓磷脂(myelin)。在常规染色组织切片上,因髓鞘中的类脂被溶解,仅见呈网状的残存蛋白质。在锇酸固定和染色的标本上,髓鞘呈黑色,在其纵切面上可见数个呈漏斗形的斜裂,称为施-兰切迹(Schmidt-Lantermann incisure),由施万细胞围绕轴突缠绕过程中残留在髓鞘板层内的细胞质形成,是施万细胞内、外边缘细胞质相通的螺旋性通道。

在髓鞘的形成过程中,伴随轴突一起生长的施万细胞表面凹陷形成一条纵沟,轴突陷入纵沟内,沟缘的细胞膜相贴形成轴突系膜(mesaxon)。轴突系膜不断伸长并反复包绕轴突,将细胞质挤到细胞的内外边缘和两端郎飞结处,从而在轴突周围形成许多同心圆环绕的螺旋状髓鞘板层(图8-10)。

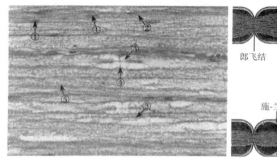

图8-8　狗坐骨神经有髓神经纤维光镜像
①施万细胞核;②纤维细胞核;③轴索(轴突);
④郎飞结;⑤髓鞘

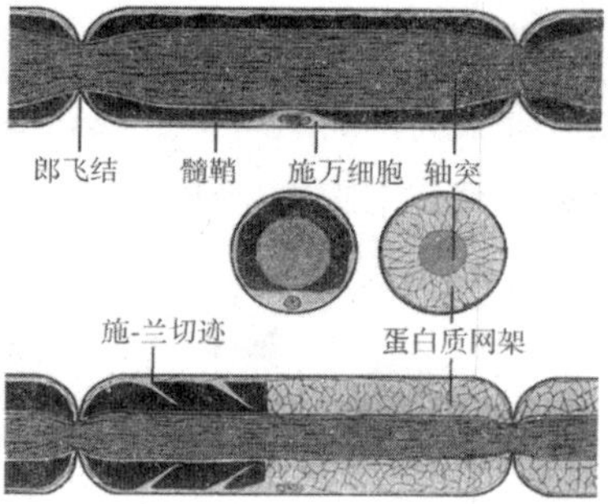

图8-9　周围有髓神经纤维结构模式图

(2)中枢神经系统有髓神经纤维:其基本结构与周围神经系统的有髓神经纤维相同,但髓鞘由少突胶质细胞突起末端的扁平薄膜包卷轴突形成(图8-11)。一个少突胶质细胞有多个突起分别包卷多个轴突,其细胞体位于神经纤维之间。相邻少突胶质细胞的突起不像施万细胞一

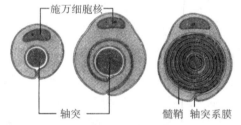

图8-10　周围有髓神经纤维髓鞘形成模式图

样靠拢排列,使神经纤维的一些短段没有髓鞘,从而形成较宽的郎飞结。中枢神经系统的有髓神经纤维的外表面没有基膜包裹,髓鞘内也无施-兰切迹。

有髓神经纤维的神经冲动传导,是从一个郎飞结到下一个郎飞结呈跳跃式传导,因而传导速度较快。有髓神经纤维的轴突越粗,其髓鞘也越厚,结间体越长,神经冲动跳跃的距离便越大,传导速度也越快。此外,髓鞘有保护和绝缘作用,可防止神经冲动的扩散。

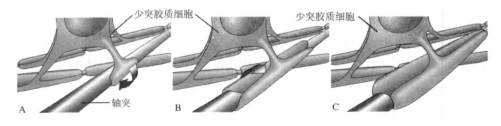

图8-11　少突胶质细胞与中枢有髓神经纤维关系模式图
A.突起包绕轴突;B.突起继续包绕轴突;C.突起包绕轴突结束

2.无髓神经纤维

(1)周围神经系统的无髓神经纤维:由较细的轴突及其外面的施万细胞构成(图 8-12)。施万细胞表面有数量不等、深浅不一的纵沟,轴突位于沟内。施万细胞沿轴突连续排列,但不形成髓鞘,也无郎飞结。一个施万细胞可包裹多条轴突。施万细胞外亦包有基膜。

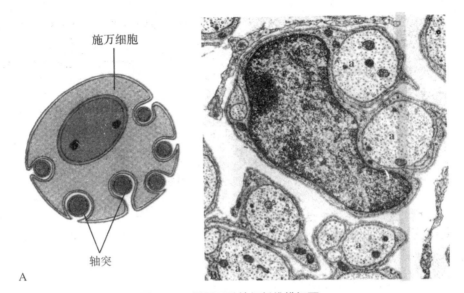

施万细胞

轴突

A

图 8-12　周围无髓神经纤维横切面

A.模式图;B.电镜像:N 为细胞核,a 为轴突

(2)中枢神经系统的无髓神经纤维:中枢神经系统的无髓神经纤维其轴突外面无任何鞘膜而完全裸露,它们与有髓神经纤维混杂在一起。在一些脑区,可被星形胶质细胞的突起分隔成束。

无髓神经纤维因无髓鞘和郎飞结,其神经冲动的传导是沿着轴突连续进行的,故其传导速度明显慢于有髓神经纤维。

二、神经

神经(nerve)由周围神经系统许多神经纤维及其周围的结缔组织、血管和淋巴管等共同构成。大多数神经同时含有感觉和运动神经纤维。在结构上,多数神经同时含有有髓和无髓神经纤维。

每条神经纤维周围的结缔组织,称为神经内膜(endoneurium)。若干神经纤维集合而成神经纤维束,包绕在神经束周围的结缔组织,称为神经束膜(perineurium）。神经束膜由外层的结缔组织和内层的神经束膜上皮（perineural epithelium）组成，后者为多层扁平上皮细胞，细胞间有紧密连接（tight junction），对进出神经纤维束的物质起屏障作用。许多神经束聚合成一根神经，其外围的结缔组织，称为神经外膜（epineurium）（图8-13）。

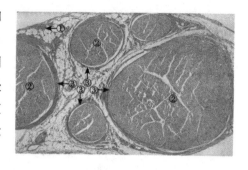

图 8-13　狗坐骨神经横切面光镜像
①神经外膜；②神经束；③神经束膜

第五节　神经末梢

神经末梢是周围神经纤维的终末部分，它们与其他组织共同形成感受器或效应器，分布于全身各组织或器官内。按其功能，神经末梢可分为感觉神经末梢和运动神经末梢两类。

（一）感觉神经末梢

感觉神经末梢（sensory nerve ending）是感觉神经元周围突的终末部分，该终末与其附属结构共同形成感受器（receptor），能感受人体内外的各种刺激，并转化为神经冲动传向中枢。感觉神经末梢按其结构又分为游离神经末梢和有被囊感觉神经末梢两类。

1. 游离神经末梢　游离神经末梢（free nerve ending）的结构较简单，为有髓或无髓神经纤维的终末部分失去施万细胞，以裸露的终末分成细支，广泛分布在表皮、角膜和毛囊的上皮间，或分布在结缔组织内，如骨膜、脑膜、关节囊、肌腱、韧带、牙髓等处，能感受疼痛和冷、热等刺激（图8-14）。

2. 有被囊神经末梢　有被囊神经末梢（encapsulated nerve ending）形式繁多，大小不一，均由感觉神经元周围突的终末和包裹其外的结缔组织被囊构成，常见以下3种：

（1）触觉小体：触觉小体（tactile corpuscle）又称为梅氏小体（Meissner corpuscle），分布在皮肤的真皮乳头内，以手指掌面和足趾底面最多。触觉小体呈椭圆形，长轴与皮肤表面垂直，外周包有结缔组织被囊，囊内有许多横列的扁平细胞。

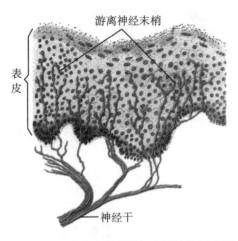

游离神经末梢

表皮

神经干

图 8-14 表皮内游离神经末梢结构模式图

有髓神经纤维进入触觉小体时失去髓鞘穿入被囊内，分支盘绕在扁平细胞间（图 8-15A，图 8-15B）。触觉小体可感受触觉。

（2）环层小体：环层小体（lamellar corpuscle）又称为帕奇尼小体（Pacinian corpuscle），多见于真皮深层、皮下组织、肠系膜等中。环层小体的体积较大（直径为 1~4μm），多呈球形或卵圆形，其被囊由数十层扁平细胞呈同心圆排列组成，环层小体的中轴为一个均质性的圆柱体，有髓神经纤维失去髓鞘后穿行于圆柱体内（图 8-15C）。环层小体主要感受压力和振动觉。

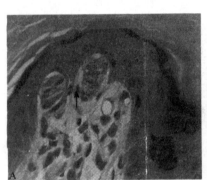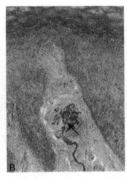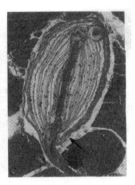

图 8-15 有被囊的感觉神经末梢光镜像

A. HE 染色示触觉小体（箭头示触觉细胞）；B. 硝酸银染色示触觉小体（箭头示神经纤维）；

C. HE 染色示环层小体（箭头示被囊）

（3）肌梭：肌梭（muscle spindle）是广泛分布于全身骨骼肌中的细长梭形小体，表面有结缔组织被囊，内含若干条较细的骨骼肌纤维（skeletal muscle fiber），称为梭内肌纤维（intrafusalmusclefiber）。其细胞核成串排列或集中在肌纤维中段而使中段膨大，肌质较多，肌原纤维较少。感觉神经纤维进入肌梭时失去髓鞘，其终末分支环绕梭内肌纤维的中段，或呈花枝样终止于梭内肌纤维。此外，肌梭内还有一种细的运动神经纤维，来自脊髓前角的小型神经元（γ 神经元），分布于梭内肌纤维的两端（图 8-16）。肌梭位于肌纤维束之间，当肌肉收缩或舒张时梭内肌纤维被牵张,从而刺激神经末梢,产生神经冲动,传向中枢而产生感觉,故肌梭是感觉肌的运动和肢体位置变化的本体感受器,对骨骼肌的活动起调节作用。

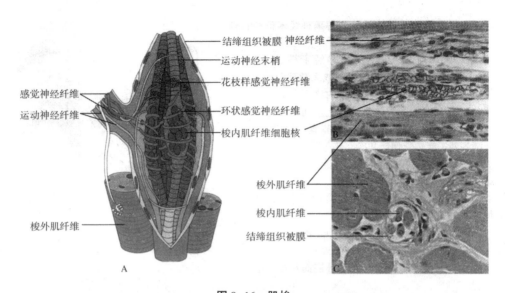

图 8-16　肌梭
A. 立体结构模式图;B. 纵切面光镜像;C. 横切面光镜像

(二)运动神经末梢

运动神经末梢(motor nerve ending)即运动神经元传出神经纤维的终末结构,终止于肌组织(muscle tissue)和腺(gland),支配肌纤维的收缩和腺体的分泌。该终末与邻近组织共同组成效应器(effector)。根据分布部位,运动神经末梢分为躯体运动神经末梢和内脏运动神经末梢两类。

1. 躯体运动神经末梢躯体运动神经末梢(somatic motor nerve ending)为分布于骨骼肌内的运动神经末梢。位于脊髓灰质前角或脑干的运动神经元的轴突到达所支配的肌肉后失去髓鞘,发出许多分支,每一个分支终末形成葡萄状膨大,与一条骨骼肌纤维形成化学突触连接,此连接区呈椭圆形板状隆起,称为运动终板(motor end plate)或神经-肌连接(neuromuscular junction)(图 8-17)。

电镜下,运动终板处的肌纤维向内凹陷成浅槽,轴突终末嵌入浅槽内。此处的轴膜为突触前膜,槽底的肌膜(sarcolemma)即突触后膜,两者之间的间隙为突触间隙。槽底肌膜又凹陷形成许多深沟和皱褶,使突触后膜的表面积增大。

轴突终末(突触前成分)的突触小泡中含有乙酰胆碱,与之对应的肌膜(突触后膜)上含有乙酰胆碱 N 型受体。当神经冲动达到运动终板时,突触前膜与一般化学突触的突触前膜一样,其电位门控钙通道开放,Ca²⁺进入轴突终末内,使其中的突触小泡移向突触前膜并通过出胞作用释放乙酰胆碱到突触间隙。释放的乙酰胆碱与突触后膜上的 N 型受体结合后使肌膜兴奋,兴奋经横小管(transverse tubule)系统传导至整个肌纤维,引起肌纤维收缩。

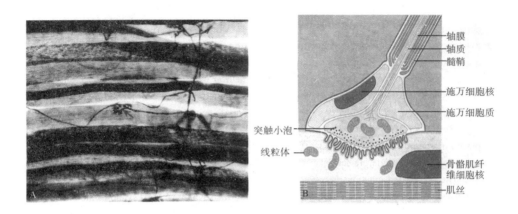

图 8-17　运动终板

A.光镜像(骨骼肌纤维压片,氯化金法;箭头示终板),B.电镜结构模式图

　　一个运动神经元可支配多条肌纤维,而一条骨骼肌纤维通常只有一个运动神经元轴突分支支配。每个运动神经元的轴突及其分支所支配的全部肌纤维组成一个运动单位(motor unit)。一个运动神经元支配肌纤维数量越少,运动单位越小,产生的运动越精细。

　　2.内脏运动神经末梢　内脏运动神经末梢(visceral motor nerve ending)为分布于内脏及血管的平滑肌、心肌和腺细胞等处的自主神经末梢。从中枢到效应器的通路通常要经过两个神经元:第一个神经元称为节前神经元(preganglionic neuron),细胞体位于脊髓灰质侧角或脑干,其轴突称为节前纤维(preganglionic fiber);第二个神经元称为节后神经元(postganglionic neuron),细胞体位于自主神经节或神经丛内,其轴突称为节后纤维(postganglionic fiber)。节后纤维的终末分布到内脏及血管的平滑肌、心肌和腺细胞,形成内脏运动神经末梢。内脏运动神经纤维多为无髓神经纤维,轴突较细,其终末结构简单,分支呈串珠状膨大,附于平滑肌纤维或腺细胞间。终末支呈串珠膨大的部分,称为膨体(varicosity),是与效应细胞建立突触的部位。膨体的轴膜是突触前膜,与其相对应的效应细胞膜是突触后膜,两者间是突触间隙。膨体内有许多突触小泡,为圆形清亮型或颗粒型,含乙酸胆碱或去甲肾上腺素、肽类神经递质。

第九章　神经系统

神经系统(nervous system)主要由神经组织构成,分为中枢神经系统(central nervous system)和周围神经系统(peripheral nervous system)两部分。前者包括脑和脊髓,后者包括脑神经、脊神经、自主神经和神经节。中枢神经系统器官内神经元的细胞体集中存在的区域,称为灰质(gray matter);神经纤维集中存在的区域,称为白质(white matter)。大脑和小脑的灰质大部分居于浅表,又称为皮质;白质位于深部,又称为髓质。脑干和间脑等处的灰质成团块状分散存在,称为神经核(nucleus)。在周围神经系统,神经元的细胞体集中分布于各类神经节(ganglion)内。神经胶质细胞广泛分布于灰质和白质,它们的突起包围神经元的细胞体及其突起,也贴附于毛细血管壁。

神经元作为神经系统结构和功能的基本单位,单个神经元能够接受刺激、传递冲动,而神经系统内亿万个神经元及其突起共同构成复杂的神经网络,使神经系统具有反射、联系、整合和调节等复杂功能。

第一节　脊　髓

脊髓位于椎管内,横切面上可见灰质位于中央,大致呈蝴蝶形;白质位于周边(图9-1)。灰质中央有脊髓中央管,管腔衬有室管膜上皮。

一、脊髓灰质

脊髓灰质由前角、后角和侧角等几部分组成(图9-1),神经元类型均属于多极神经元。

1.前角　前角内的神经元称为脊髓前角运动神经元,其细胞体大小不等,核周质内的尼氏体呈虎斑状。体积大的前角运动神经元称为 α 运动神经元,其轴突较粗,分布到肌梭以外的骨骼肌纤维,支配骨骼肌的收缩活动;体积小的称为 γ 运动神经元,其轴突较细,支配肌梭内的肌纤维。前角还另有一种短轴突的小神经元,称为闰绍细胞(Renshaw cell),其轴突与 α 运动神经元的细胞体形成突触,可通过释放神经递质甘氨酸,起到抑制 α 神经元活动的作用。

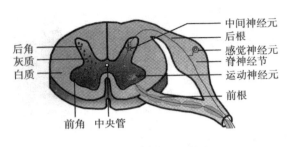

图 9-1　脊髓横切面模式图

2. 后角　后角内的神经元类型较为复杂,体积一般较小,主要接受后根纤维(感觉神经元的中枢突)传入的神经冲动。它们的轴突在脊髓白质内形成各种上行纤维,向上伸至脑干、小脑和大脑,故此后角神经元又称为束细胞(tract cell)。

3. 侧角　侧角主要见于胸腰段脊髓,其神经元属于内脏运动神经元,其轴突属于节前纤维,终止于交感神经节,与节细胞建立突触。侧角的内脏运动神经元和前角的运动神经元同属于乙酰胆碱能神经元。

此外,脊髓灰质内还遍布着许多中间神经元,它们的轴突长短不一,但都离不开脊髓,短轴突与同节段的束细胞和运动神经元联系,长轴突在白质上下穿行至相邻或较远的脊髓节段,终止于同侧或对侧的神经元。

二、脊髓白质

脊髓的白质围绕灰质(图 9-1),由大量有髓神经纤维和少量无髓神经纤维组成的纵行神经纤维构成,分别形成白质的前索、侧索和后索。各索内有上行性即感觉性神经纤维、下行性即运动性神经纤维及短程的联络性神经纤维。上述各类神经纤维由各类神经元的突起构成,主要在白质内上行或下行,完成机体各部分与脑中枢复杂的信息联络作用。

三、中央管

中央管(central canal)位于脊髓灰质中央(图 9-1),是胚胎发育阶段神经管腔的残留结构,其管腔面被覆有室管膜细胞组成的室管膜上皮。

四、脊髓的功能

脊髓的功能主要是传导神经冲动和进行反射活动。

1. 传导冲动　来自躯体各部分的感觉冲动,经神经传导先到达脊髓,经脊髓综合后才能将信息上行传导到脑;而脑的神经指令也以神经冲动的形式下传,通过脊髓来实现机体各部位精准的随意运动。

2. 反射活动　脊髓的反射活动多数由 3 个以上的神经元协同完成,即感觉神经元、一个以上的中间神经元和运动神经元。中间神经元的轴突长短不等,可上行、下行或交叉到对侧,这样可将一个脊髓节段感觉神经元的冲动扩散到脊髓上下许多节段。一旦损伤脊髓反射弧的任何一个环节,反射活动都不能完成。脊髓是中枢神经系统较容易受伤的器官。

第二节　大脑皮质

一、大脑皮质神经元类型

大脑皮质的神经元都是多极神经元,按其细胞的形态分为锥体细胞、颗粒细胞和梭形细胞 3 大类(图 9-2)。

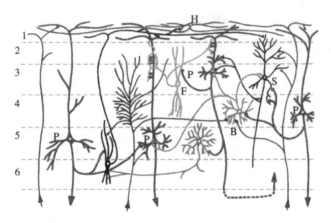

图 9-2　大脑皮质神经元的种类和分布模式图

1.分子层;2.外颗粒层;3.外锥体细胞层;4.内颗粒层;5.内锥体细胞层;6.多形细胞层

黑色:示皮质内固有神经元;红色:示传出神经元;深蓝色:示传入纤维

右侧和左侧的传入纤维为联络纤维或皮质-皮质联系纤维,中央的传入纤维为特异性感觉纤维

各层有特定的神经元分布,但某些神经元的细胞体不局限于一层

P.锥体细胞;F.梭形细胞;H.水平细胞;B.篮状细胞;S.星形细胞

1.锥体细胞　锥体细胞(pyramidal cell)数量较多,分为大、中、小 3 型。由锥体细胞的锥体尖端发出的一条较粗的主树突,伸向皮质表面,沿途发出许多小分支。细胞体周围还发出一些短而细的树突,水平方向伸向四周(图 9-3)。轴突起自锥体细胞的锥体底部,离开皮质并进入髓质内,组成下行至脑干或脊髓的投射纤维或者到同侧或对侧的另一皮质区的联合纤维。因而,锥体细胞是大脑皮质的主

要投射神经元,又称为传出神经元。

2. 颗粒细胞　颗粒细胞(granular cell)数目最多,体积较小。根据细胞外形差异,分为星形细胞(stellate cell)、水平细胞(horizontal cell)和篮状细胞(basket cell)等几种,其中星形细胞数量最多。星形细胞的轴突多数较短,终止于附近的锥体细胞或梭形细胞;某些星形细胞的轴突较长,上行至大脑皮质浅层,与锥体细胞的顶树突或水平细胞形成突触。水平细胞的树突和轴突与皮质表面平行伸出,与锥体细胞的顶树突联系(图9-2)。颗粒细胞是大脑皮质区主要的中间(局部)神经元,形成了皮质内信息传递的复杂微环路。

3. 梭形细胞　梭形细胞(fusiform cell)主要分布在皮质最深层,数量较少,细胞体呈梭形,体积大小不等。梭形细胞属于投射神经元,树突自细胞体的上、下两极发出,上极树突一般伸达皮质表面,下极树突在本层分支并终止于本层;轴突自下极树突的主干发出,进入髓质,组成投射纤维或联合纤维(图9-3)。

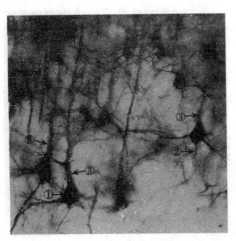

图9-3　猫大脑皮质锥体细胞高倍光镜像(银染)
①细胞体;②轴突;③主树突

(二)大脑皮质的分层

大脑皮质的神经元以分层方式排列,除个别区域外,一般可分为6层(图9-4,图9-5),由表向里依次如下:

1. 分子层　分子层(molecular layer)的神经元小而少,主要是水平细胞和星形细胞,还有与皮I质表面平行的神经纤维。

2. 外颗粒层　外颗粒层(external granular layer)I主要由大量密集的星形细胞和少量小锥体细胞构成。

3. 外锥体细胞层　外锥体细胞层(external pyramidal layer)较厚,主要由典型的中、小型锥体细胞和一些星形细胞组成。

4. 内颗粒层　内颗粒层(internal granular layer)的细胞密集,多数是星形细胞。

5. 内锥体细胞层　内锥体细胞层(internal pyramidal layer)主要由中型和大型锥体细胞组成。在中央前回运动区,大型锥体细胞又称为Betz细胞,其细胞体高达120μm,其顶树突伸到分子层,轴突下行到脑干和脊髓,形成投射纤维。

6. 多形细胞层　多形细胞层(polymorphic layer)以梭形细胞为主,另有锥体细胞和颗粒细胞。

　　大脑皮质的1~4层主要接受传入冲动。从丘脑来的特异性感觉传入纤维(各种传入的上行纤维)主要进入该区域或与第4层星形细胞形成突触;星形细胞的轴突又与其他细胞建立广泛联系,从而对传入皮质的各种信息进行分析、整合并作出反应。起自大脑半球同侧或对侧的联合传入纤维则进入第2、3层,与锥体细胞形成突触。大脑皮质的传出纤维分投射纤维和联合纤维两种。投射纤维主要起自第5层的锥体细胞和第6层的大梭形细胞,下行至脑干及脊髓;联合纤维起自第3、5、6层的锥体细胞和梭形细胞,分布于同侧及对侧的脑区皮质。皮质的第2、3、4层细胞与各层细胞相互联系,构成复杂的神经微环路,主要执行对信息进行分析、整合和储存的功能。高等神经活动与大脑微环路的复杂性密切相关。

　　大脑皮质6层结构在不同脑区有所差异。例如中央前回的第4层不明显,第5层较发达,有Betz细胞;然而视皮质第4层特别发达,第5层的细胞较小。学者们根据细胞的排列和类型以及有髓神经纤维的配布形式等的差异,绘制了若干种人脑皮质的分区图,其中常用的是Brodmarm分区法(1909)。此法将大脑皮质分为52个区,并以阿拉伯数字标示。

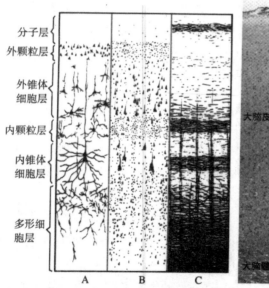

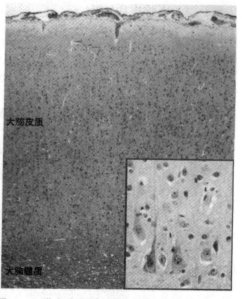

图9-4　大脑皮质6层光镜结构模式图　　图9-5　猫大脑皮质低倍、高倍(右下图)光镜像
A.银染法显示神经元形态,B.尼氏染色法显
示6层结构;C.髓鞘染色显示神经纤维的分布

(三)大脑皮质的柱状结构

　　尽管大脑皮质的神经元以分层方式排列,但对大脑皮质功能方面的研究发现,

皮质细胞是呈纵向柱状排列的,称为垂直柱(vertical column)。垂直柱是构成大脑皮质的基本功能单位。如皮质感觉区的某个垂直柱内的神经元对同一类型的周围刺激起反应,即具有相同或相近的周围感受野。皮质垂直柱贯穿皮质全层,大小不等,直径为350~450μm,它包括传入纤维、传出神经元和中间神经元。传入纤维直接或间接通过柱内各层细胞构成复杂的回路,然后再作用于传出神经元。垂直柱内除垂直方向的反复回路外,还可通过星形细胞和锥体细胞的底树突使兴奋横向扩布,影响更多垂直柱的功能活动。

第三节　小脑皮质

小脑外表面有许多横沟,将小脑分隔成许多小叶片状,每一叶片均由表层的小脑皮质(cerebellar cortex)(又称为灰质)和深层的小脑髓质(cerebellar medulla)(又称为白质)所组成。

(一)小脑皮质结构

根据形态结构的不同,小脑皮质内的神经元分为星形细胞、篮状细胞、浦肯野细胞(Purkinje cell)、颗粒细胞和高尔基细胞(Golgi cell)5种(图9-6)。该5种神经元在小脑皮质从表面向内明显分为3层:即分子层、浦肯野细胞层、颗粒层(图9-7)。

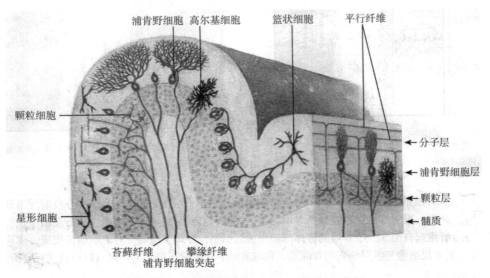

图9-6　小脑皮质神经元种类及分布模式图

1.分子层　分子层较厚,主要由大量无髓神经纤维和少量星形细胞、篮状细胞组成。星形细胞体积小,轴突较短,位于表浅部;篮状细胞的细胞体大,分布于星形细胞深层,其轴突较长,末端呈篮状分支,包绕浦肯野细胞的细胞体并与之形成突触。

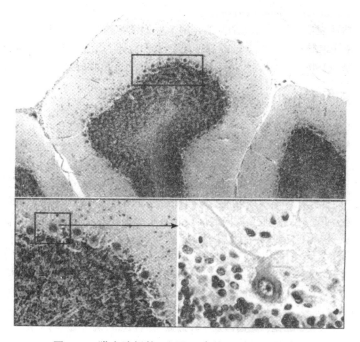

图9-7　猫小脑低倍(上图)、高倍(下图)光镜像

2.浦肯野细胞层　位于分子层深部,由一层浦肯野细胞水平排列组成(图9-6~图9-8)。浦肯野细胞在小脑皮质中体积最大,细胞体呈梨形,其顶端发出数条较粗的主树突,反复分支后延伸至分子层,分支上大量的树突棘与平行纤维形成突触。细胞体的底部发出的轴突较长,可向下穿越颗粒层进入髓质,与小脑内部神经核群的细胞形成突触。

3.颗粒层　由密集分布的颗粒细胞和高尔基细胞组成。颗粒细胞的体积小,直径为5~8μm,数量很多,有10^{10}~10^{11}个。细胞体发出4~5条较短的树突,末端分支形似爪状。轴突较长,向上穿越浦肯野细胞层,进入分子层后呈"T"形分支,称为平行纤维(parallel fiber)。平行纤维穿行于浦肯野细胞的树突之间,并与其形成突触(图9-6~图9-8),一条平行纤维与400多个浦肯野细胞建立突触。高尔基细胞体积较大,发出的树突大部分伸入分子层与平行纤维接触,轴突分支密而短,与颗粒细胞的爪状树突形成突触。

小脑皮质的 5 种神经元中,浦肯野细胞是唯一的传出神经元;颗粒细胞是谷氨酸能的兴奋性神经元,其他中间神经元都是 γ-氨基丁酸(GABA)能的抑制性神经元。

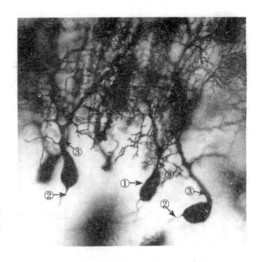

图 9-8　猫小脑皮质浦肯野细胞
高倍光镜像(银染)
①细胞体;②轴突;③主树突

二、小脑皮质纤维

1. 小脑皮质的传入纤维　小脑皮质有 3 种传入纤维:攀缘纤维(climbing fiber)、苔藓纤维(mossy fiber)和单胺能纤维。前两种为兴奋性纤维,后一种为抑制性纤维。

(1)攀缘纤维:是浦肯野细胞特有的传入纤维,可引起浦肯野细胞的强烈兴奋。该纤维主要起源于延髓的下橄榄核,较细,进入小脑皮质后攀附在浦肯野细胞的树突上,并与之形成突触。一条攀缘纤维与一个浦肯野细胞树突所形成的突触可高达 300 多个,因而每当攀缘纤维冲动传入时,足以引起浦肯野细胞较强程度的兴奋。

(2)苔藓纤维:起源于脊髓和脑干的核群,较粗,进入小脑皮质后纤维末端分支繁多,呈苔藓状,每一个膨大的末端可与约 20 个颗粒细胞的树突形成复杂的突触群,形似小球,故称为小脑小球(cerebellar glomerulus)。小脑小球被一层胶质细胞突起所包裹。一条苔藓纤维的分支可分布于 2 个或更多的小脑叶片,可兴奋 800 多个颗粒细胞,每个颗粒细胞的平行纤维又与 400 多个浦肯野细胞接触。这样,一条苔藓纤维可引起几十万个浦肯野细胞兴奋(图 9-9,图 9-10)。

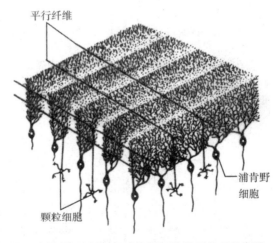

平行纤维

浦肯野细胞

颗粒细胞

图 9-9 小脑平行纤维与浦肯野细胞排列关系示意图

综上可知,攀缘纤维和苔藓纤维把来自小脑外的神经冲动传到小脑皮质,最后都作用于浦肯野细胞。攀缘纤维直接强烈地兴奋单个浦肯野细胞,而苔藓纤维则通过颗粒细胞的平行纤维间接兴奋几十万个浦肯野细胞。另一方面,攀缘纤维的侧支及颗粒细胞的平行纤维还可以与其他抑制性中间神经元(如星形细胞、篮细胞和高尔基细胞)形成突触,这些抑制性中间神经元又与浦肯野细胞形成突触。因此,攀缘纤维的冲动可通过其侧支作用于抑制性中间神经元,从而抑制浦肯野细胞。同样,苔藓纤维通过颗粒细胞平行纤维兴奋许多浦肯野细胞的同时,亦可通过与抑制性中间神经元连接,抑制浦肯野细胞的兴奋。

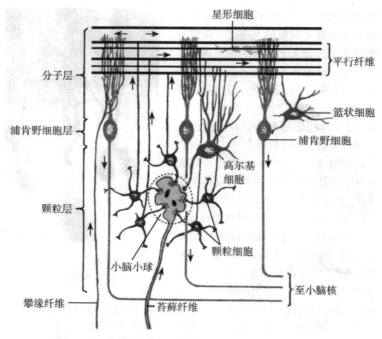

图 9-10　小脑皮质神经元与传入纤维的关系示意图
虚线范围代表一个小脑小球

　　(3)单胺能纤维:起源于脑干的蓝斑核和中缝核,自髓质穿越皮质,分布于皮质各层,途中与浦肯野细胞形成突触,对其起抑制的作用。

　　2.小脑皮质的传出纤维　小脑皮质的传出纤维都是由浦肯野细胞的轴突所组成的,大部分轴突终止于小脑的中央核,另有少部分则终止于前庭神经核。浦肯野细胞传出的冲动,对小脑中央核和前庭核均起到抑制性作用。

三、小脑皮质的功能与神经元间的联络

　　小脑皮质的功能在于,经小脑皮质内各类神经元间的相互联络调节,最终使浦

肯野细胞达到兴奋或抑制,所有传入小脑的冲动,按机体功能所需选择相适应的传出路径,收到调节和校正肌肉的紧张度的效果,以维持机体姿势或达到平衡,并顺利完成随意运动。

第四节　神经节

神经节一般呈卵圆形,外包有结缔组织被膜,内含的神经元称为节细胞(ganglion cell)。节细胞的细胞体被称为卫星细胞的神经胶质细胞包裹。除节细胞外,神经节内还有大量神经纤维、少量结缔组织和血管。根据分布部位的不同和功能的差异,可将神经节分为脑脊神经节和自主神经节两大类。

1. 脑脊神经节　脑脊神经节(cerebrospinal ganglion)位于脊神经后根和某些脑神经干上,属感觉神经。神经节细胞是假单极神经元,细胞体呈圆形或卵圆形,大小不等,直径为 $15\sim100\mu m$;细胞核圆形,位于细胞体中央,有明显核仁;细胞质内的尼氏体呈细小颗粒状,散在分布;细胞体发出的单个突起先在近细胞体处盘曲,然后呈"T"形分支,一支走向中枢神经,称为中枢突,另一支经脑脊神经分布到外周组织,称为周围突(图9-11)。周围突末梢与感觉细胞共同构成感受器。卫星细胞呈扁平形,包裹节细胞的细胞体及其突起的盘曲部,在"T"形分支处与施万细胞相连续。脑脊神经节内的神经纤维大部分是有髓神经纤维,成束平行排列,将神经节细胞分隔成群。

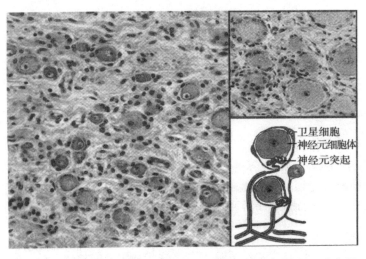

图9-11　脊神经节光镜像(HE 染色)和假单极神经元模式图(右下图)

2. 自主神经节　　自主神经节(autonomic ganglion)又称为植物神经节(vegetative ganglion),因功能不同有交感神经节和副交感神经节之分。交感神经节位于脊柱两旁或前侧,副交感神经节则位于器官附近或器官内部。上述两种神经节细胞均属自主神经系统的节后神经元,形态上都属于多极运动神经元。节细胞的细胞体较小,散在分布(图9-12),细胞核常偏位于一侧,细胞质内尼氏体呈细小颗粒状,分布均匀。细胞体外附着的卫星细胞较少,不能完全地被包裹起来。节细胞之间有大量的神经纤维,包括节前纤维和节后纤维两种。节前纤维多为有髓神经纤维,与节细胞的树突和细胞体建立突触;节后纤维多为无髓神经纤维,离开神经节后,其末梢伸达内脏及心血管的平滑肌、心肌纤维和腺上皮细胞,构成内脏运动神经末梢。

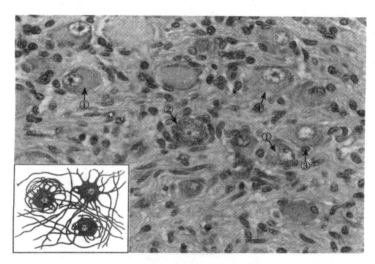

图9-12　交感神经节光镜像(HE染色)和多级神经元模式图(左下图)
①神经元;②脂褐素颗粒;③卫星细胞核

交感神经节内含两种节细胞。一种节细胞体积略大,占节细胞的绝大多数,称为主节细胞(principal ganglion cell)。主节细胞多数为肾上腺素能神经元。第二种节细胞体积小,数量也少,常聚集成群。该细胞用荧光组织化学染色可显示较强荧光,故称为小强荧光细胞(small intensely fluorescent cell)。细胞能释放多巴胺类神经递质,轴突与主节细胞形成突触,属于中间神经元。副交感神经节的节细胞一般属于胆碱能神经元。

近年来研究发现,自主神经节除含多巴胺能和胆碱能神经元外,还存在释放肽类神经递质的肽能神经元。

第五节　脑脊膜和血-脑屏障

一、脑脊膜

脑脊膜(menirix)是包在脑和脊髓外面的结缔组织膜,对脑、脊髓具有营养、保护作用。脑脊膜由外向内分为3层:即硬膜(duramater)、蛛网膜(arachnoid)和软膜(piamater)。

1.**硬膜**　为较厚而坚韧的致密结缔组织,内表面有一层间皮衬覆,间皮与下方蛛网膜之间存在一个狭窄的间隙,称为硬膜下隙(subdural space),内含少量液体。

2.**蛛网膜**　为薄层疏松结缔组织,它与深部软膜之间有较宽大的腔隙,称为蛛网膜下隙(subamchnoid space)。蛛网膜的胶原纤维形成许多小梁结构,深入蛛网膜下隙内,分支吻合形成蛛网状结构并与软膜相连。蛛网膜的内、外表面以及小梁的表面均被覆有单层扁平上皮,蛛网膜下隙内含脑脊液(图9-13)。

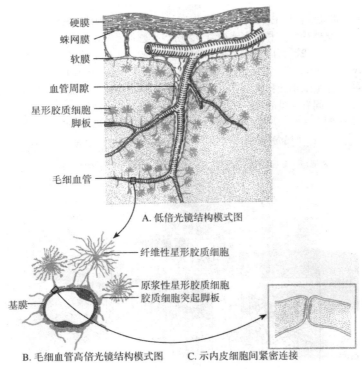

A.低倍光镜结构模式图

B.毛细血管高倍光镜结构模式图　　　C.示内皮细胞间紧密连接

图9-13　大脑皮质冠状切面示意图

示脑膜、血管周隙和神经胶质细胞突起与毛细血管的关系

3. 软膜　　紧贴于脑和脊髓表面的薄层结缔组织,富含血管,负责脑及脊髓的血供。软膜的血管进入脑内时,软膜和蛛网膜也随之进入脑内,但软膜并不紧包血管,两者之间仍有窄隙,称为血管周隙(perivascular space),与蛛网膜下隙相通,内含脑脊液。当小血管进一步分支形成毛细血管时,软膜组织和血管周隙都消失,毛细血管则由星形胶质细胞突起所包裹。在软膜外表面被覆有单层扁平上皮(图9-13)。

(二)血-脑屏障

脑组织内毛细血管与人体其他部位毛细血管比较,具有明显的结构和功能特点。将活性染料台盼蓝(trypan blue)注入动物血液,机体其他器官都被染上蓝色,唯独脑组织不着色。该实验表明,进入脑组织的屏障结构,被命名为血-脑屏障(blood-brain barrier)。血-脑屏障的构成如下:脑内毛细血管内皮细胞、基膜和神经胶质膜。脑的毛细血管属连续型,毛细血管内皮细胞之间以紧密连接封闭,内皮外有基板、周

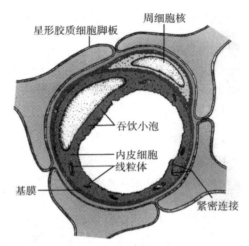

图 9-14　　血-脑屏障电镜结构模式图

细胞及星形胶质细胞突起的脚板围绕(图9-14)。脑内毛细血管内皮细胞膜含有多种类型的转运器(tmnsporter),能识别特定分子并将其转运、穿过血-脑屏障。因此,内皮细胞是构成血-脑屏障的主要结构,它可阻止多种物质进入脑,但营养物质和代谢产物可顺利通过,以维持神经系统内环境的相对稳定。

第十章 循环系统

循环系统包括心血管系统和淋巴管系统两部分。心血管系统由心、动脉、毛细血管和静脉组成。心是推动血液流动的"泵"，其搏出的血液经动脉到毛细血管。血液在毛细血管与周围组织进行物质交换，再经静脉回流到心。淋巴管系统由毛细淋巴管、淋巴管和淋巴导管组成。位于组织中的毛细淋巴管为淋巴管系统的起始部分，淋巴流经淋巴管、右淋巴导管和胸导管，最后导入大静脉。循环系统的功能主要是参与气体交换、温度调控、激素运输、免疫功能和代谢活动。循环系统的一些细胞还具有内分泌功能。

第一节 毛细血管

毛细血管(capillary)是管径最细、分布最广的血管，其分支互相吻合成网。不同组织和器官内毛细血管的密度差异很大，在代谢旺盛的心、肺、肾等处，毛细血管网较密；而在代谢较低的组织如骨组织、肌腱和韧带等处，毛细血管网则较稀疏。

(一)毛细血管的结构

毛细血管的管径一般为6~8μm，管壁主要由内皮细胞和基膜组成(图10-1)。细的毛细血管在横切面上只由1个内皮细胞围成，而较粗的毛细血管可由2~3个内皮细胞围成。内皮细胞外的基膜只有基板。

血管内皮细胞衬于血管的腔面，长轴多与血液流动方向一致，表面光滑，利于血液流动。内皮细胞核所在部位略隆起，细胞基底面附着于基膜上。电镜下，内皮细胞的结构特点包括：腔面有稀疏且大小不等的细胞质突起，表面覆以厚30~60nm的细胞衣，相邻细胞间有紧密连接和缝隙连接，细胞质中有吞饮小泡和W-P小体

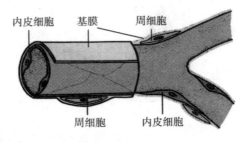

图 10-1 毛细血管结构模式图

(Weibel-Palade body)。吞饮小泡又称为质膜小泡(plasmalemmal vesicle)，直径为60~70nm，由细胞游离面或基底面的细胞膜内凹形成，经细胞质移向对面，以胞吐

方式将小泡内容物释出。毛细血管内皮细胞中的吞饮小泡最为典型。W-P 小体是一种外包单位膜的杆状小体,具有储存 vWF(von Willebrand factor)的作用,vWF 是内皮细胞合成的一种糖蛋白,与止血、凝血功能相关。W-P 小体是内皮细胞特有的细胞器,在动脉,尤其是近心的动脉分布较多。内皮细胞合成和分泌的生物活性物质还包括内皮素、前列环素、一氧化氮等。

在毛细血管内皮细胞与基膜之间散在有一种扁而有突起的细胞,细胞突起紧贴内皮细胞基底面,称为周细胞(pericyte)(图 10-1)。周细胞的功能还不清楚,有人认为它们主要起机械性支持及调控管径大小的作用;也有人认为它们是未分化的细胞,在血管损伤修复时可分化为内皮细胞、平滑肌细胞或成纤维细胞。

二、毛细血管的分类

光镜下观察,各种组织和器官中的毛细血管结构很相似。但在电镜下,根据内皮细胞等结构的不同,可以将毛细血管分为 3 型。

1. 连续毛细血管 连续毛细血管(continuous capillary)的内皮细胞相互连续,细胞之间有紧密连接等连接结构,基膜连续完整。内皮细胞有细胞核的部分较厚,突向管腔,不含细胞核的部分很薄,细胞质内含有丰富的吞饮小泡。连续毛细血管主要分布于结缔组织、肌组织、肺和中枢神经系统等处。肺和中枢神经系统的毛细血管内皮细胞含吞饮小泡较少(图 10-2)。

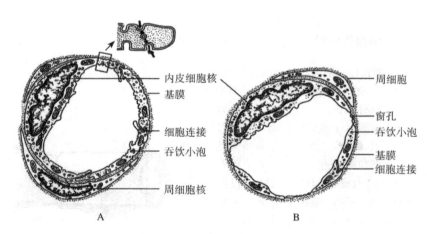

图 10-2 毛细血管电镜结构模式图

A. 连续毛细血管;B. 有孔毛细血管

2. 有孔毛细血管 有孔毛细血管(fenestrated capillary)的内皮细胞相互连续,细胞间也有紧密连接,基膜连续完整(图 10-2)。内皮细胞不含细胞核的部分菲薄,有许多贯穿细胞全层的窗孔,孔的直径为60~80nm,有的窗孔被4~6nm厚的隔膜封闭。有孔毛细血管主要分布于胃肠黏膜、某些内分泌腺及肾血管球等处。肾血管球毛细血管内皮细胞的窗孔无隔膜。

3. 血窦　血窦(sinusoid)也称为窦状毛细血管(sinusoid capillary),管腔大且不规则,直径可达40μm,内皮细胞之间有较大的间隙,故又称为不连续毛细血管(discontinuous capillary)。血窦主要分布于肝、脾、骨髓和一些内分泌腺中。不同器官内的血窦结构常有较大差别:某些内分泌腺的血窦,内皮细胞有孔,内皮细胞外有连续的基膜;肝血窦的内皮细胞有孔,细胞间隙较宽,基膜不连续或不存在;脾血窦的内皮细胞则呈杆状,细胞之间有较大间隙,基膜不完整,内皮细胞外仅有网状纤维环绕,形成栅栏状结构。

三、毛细血管与物质交换

毛细血管是血液与周围组织进行物质交换的主要部位。人体毛细血管的总面积很大,体重60kg的人,毛细血管的总面积可达$6000m^2$。毛细血管的管壁很薄,并与周围的细胞相距很近,这些特点是进行物质交换的有利条件。

物质透过毛细血管管壁的能力称为毛细血管通透性(capillary permeability)。毛细血管结构与通透性的大小有密切关系,如连续毛细血管主要以吞饮小泡方式在血液与组织间进行物质交换;有孔毛细血管的内皮窗孔有利于血管内外中、小分子物质的交换;血窦内皮细胞之间较大的间隙,利于大分子物质或血细胞出入血管。

第二节　动　脉

动脉分为大动脉、中动脉、小动脉和微动脉4级,管壁由腔面向外依次分为内膜、中膜和外膜(图10-3)。各级动脉管径的大小和管壁的结构是渐变的,其间并无明显分界。近心的大动脉管壁中含有丰富的弹性纤维,具有较大的弹性,心收缩时,其管壁扩张,心舒张时,其管壁反弹回缩,使血液持续流动。中动脉管壁平滑肌发达,平滑肌的收缩和舒张使血管管径缩小或扩大,从而调节分配到身体各部和各器官的血流量。小动脉和微动脉的收缩或舒张,能显著地调节器官和组织内的血流量。

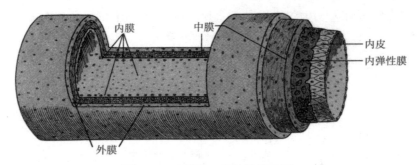

图 10-3　血管壁一般结构模式图

（一）中动脉

除大动脉以外,凡在解剖学上有命名的、管径大于 1mm 的动脉大都属于中动脉(medium-sized artery),包括股动脉、腹腔动脉、肾动脉及其分支。中动脉又称为肌性动脉(muscular artery),具有典型的结构特点(图 10-4)。

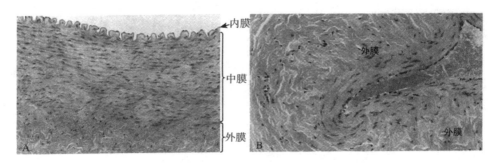

图 10-4　狗中动脉(A)和中静脉(B)横切面光镜像

1. 内膜　内膜(tunica intima)位于管壁的最内层,是 3 层膜中最薄的一层,由内皮、内皮下层和内弹性膜构成。内皮下层(subendothelial layer)是位于内皮外的薄层结缔组织,内含少量胶原纤维、弹性纤维,有时有少量纵行平滑肌。内皮下层深面有内弹性膜(internal elasticmembrane),它是由弹性蛋白所形成的膜状结构,膜上有许多窗孔。HE 染色,内弹性膜红染,常因血管壁的收缩而呈波浪状(图 10-4)。内弹性膜可作为内膜与中膜的分界。

2. 中膜　中膜(tunica media)位于内膜和外膜之间,较厚,约占管壁厚度的一半,由 10~40 层环行平滑肌组成。平滑肌之间有一些弹性纤维和胶原纤维。许多学者认为,血管壁平滑肌细胞是成纤维细胞的亚型,在动脉发育过程中,平滑肌细胞可分泌多种蛋白质,形成胶原纤维、弹性纤维和基质。在病理状况下,中膜的平滑肌细胞可迁移至内膜增生,并产生结缔组织成分,使内膜增厚,是动脉硬化发生的重要病理过程。

3. 外膜　外膜(tunica adventitia)的厚度与中膜接近,由疏松结缔组织组成。多数中动脉在外膜与中膜交界处可见外弹性膜(external elastic membrane),由密集的弹性纤维组成。外膜中尚含有营养血管、淋巴管和丰富的神经。

(二)大动脉

大动脉(large artery)包括主动脉、肺动脉、头臂干、颈总动脉、锁骨下动脉和髂总动脉等。大动脉管壁中含有多层弹性膜与大量弹性纤维,平滑肌较少,故又称为弹性动脉(elastic artery),其管壁结构特点如下(图10-5):

1. 内膜　大动脉内膜也由内皮、内皮下层和内弹性膜构成。内皮下层较厚,含有胶原纤维、弹性纤维和少量的平滑肌。内弹性膜与中膜的弹性膜相连续,故内膜与中膜的分界不清。

2. 中膜　成人大动脉的中膜很厚,含40~70层弹性膜,膜上有许多窗孔。各层弹性膜之间由弹性纤维相连,弹性膜之间有环行平滑肌和少量胶原纤维。

3. 外膜　外膜相对较薄,由结缔组织组成,大部分为胶原纤维,还有少量弹性纤维,没有明显的外弹性膜。外膜中含有较多的营养血管、淋巴管和神经,有时可见少量的平滑肌。

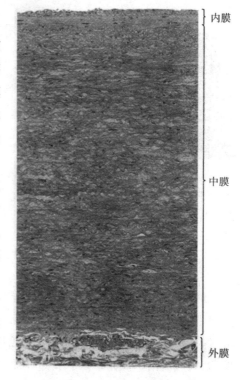

内膜

中膜

外膜

图 10-5　人大动脉横切面光镜像

三、小动脉

小动脉(small artery)的管径一般为0.3~1mm,也属肌性动脉。较大的小动脉有明显的内弹性膜,中膜有3~4层平滑肌,外膜与中膜厚度接近,一般无外弹性膜(图10-6)。

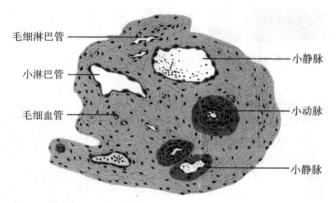

毛细淋巴管

小淋巴管

毛细血管

小静脉

小动脉

小静脉

图 10-6　小动脉、小静脉、毛细血管和小淋巴管光镜结构模式图

(四)微动脉

管径在 0.3mm 以下的动脉称为微动脉(arteriole),内膜无内弹性膜,中膜仅有 1~2 层平滑肌和少量胶原纤维,外膜薄。

第三节　静　脉

静脉由细至粗逐级汇合,可分为微静脉、小静脉、中静脉和大静脉。静脉管壁大致也分为内膜、中膜和外膜 3 层,但 3 层膜的分界常不清楚。静脉管壁结构的变异较大,甚至一条静脉的不同段落也常有较大差异。与伴行的动脉比较,静脉的管壁薄,管腔大而不规则。静脉管壁中平滑肌和弹性纤维较少,但结缔组织甚多,静脉多具有瓣膜。

一、微静脉

微静脉(venule)的管腔不规则,管径为 50~200μm,内皮外有或无平滑肌,外膜薄。与毛细血管相接的一段微静脉,称为毛细血管后微静脉(postcapillary venule),其管壁结构与毛细血管相似,但管径略粗,细胞间隙较大,故通透性较强。

(二)小静脉

小静脉(small vein)的管径为 0.2~1mm,内皮外有一至数层较完整的平滑肌,外膜逐渐变厚(图 10-6)。

三、中静脉

除大静脉以外,凡有解剖学名称的静脉都属于中静脉(medium-sized vein)。

中静脉管径为1~10mm,内膜很薄,内弹性膜不发达或没有。中膜比其相应的中动脉薄得多,环行平滑肌分布稀疏。外膜较中膜厚,无外弹性膜,有时可见少量纵行的平滑肌束(图10-4)。

(四)大静脉

大静脉(large vein)的管径大于10mm,上腔静脉、下腔静脉、无名静脉和颈静脉等都属于此类。内膜较薄,中膜很不发达,由几层稀疏的环行平滑肌组成,或甚至没有平滑肌。外膜较厚,结缔组织内有较多纵行排列的平滑肌束(图10-7)。

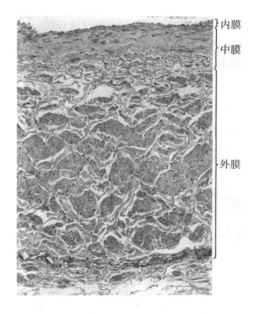

图10-7　人大静脉横切面光镜像

五、静脉瓣

管径在2mm以上的静脉管壁上常有静脉瓣(valves of vein)。静脉瓣是内膜向静脉管腔内突入折叠而成的,表面覆以内皮,内部为含有弹性纤维的结缔组织。静脉瓣为两个半月形薄片,彼此相对,其游离缘朝向血流方向,可防止血液逆流。

第四节　微循环的血管

微循环(micmcirculation)是指微动脉到微静脉之间的微细血管的血液循环,是血液循环的基本功能单位。人体器官中的微循环血管一般由以下几部分组成(图10-8):

(一)微动脉

微动脉管壁平滑肌的收缩起控制微循环总闸门的作用。

二、毛细血管前微动脉和中间微动脉

微动脉的分支称为毛细血管前微动脉(precapillary arteriole),后者继而分支为中间微动脉(meta-arteriole),其管壁平滑肌稀疏分散已不成层,平滑肌收缩可调节

整个毛细血管网的血流量。

三、真毛细血管

中间微动脉分支形成相互吻合的毛细血管网,称为真毛细血管(true capillary),即通常所称的毛细血管。在真毛细血管的起点处,有少量由环行平滑肌组成的毛细血管前括约肌(precapillary sphincter),是调节微循环的分闸门。

（四）直捷通路

直捷通路(thoroughfare channel)是中间微动脉的延伸,管壁结构与真毛细

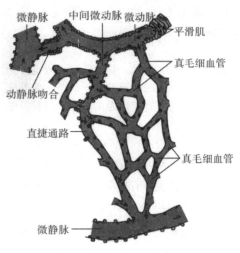

图 10-8　微循环血管模式图

血管相同,但管径稍粗。直捷通路与真毛细血管汇合成微静脉。在组织处于静息状态时,微循环的血流大部分经直捷通路入静脉,血流速度较快,故微循环的交换功能有限。当组织处于功能活跃时,毛细血管前括约肌开放,大部分血液流经真毛细血管网,血液与组织之间可进行充分的物质交换。

五、动静脉吻合

动静脉吻合(arteriovenous anastomosis)是微动脉与微静脉之间的短路血管,使微动静脉直接相通。此段血管的管壁较厚,有发达的纵行平滑肌和丰富的血管运动神经末梢。动静脉吻合收缩时,血液由微动脉流入真毛细血管;动静脉吻合松弛时,少数动脉血由此直接流入微静脉而不通过真毛细血管。动静脉吻合主要分布在手掌、甲床、足底、耳廓等处的皮肤内,它也是调节局部组织血流量的重要结构。

六、微静脉

已如上述。

第五节　血管壁的营养血管和神经

管径在 1mm 以上的动脉和静脉的管壁中都分布着营养血管壁的小血管,称为营养血管(vasa vasorum)。这些小血管进入外膜后分支形成毛细血管,分布到外膜和中膜。内膜一般无血管,其营养由血管腔内的血液直接渗透供给。

特殊染色法可显示呈网状包绕在血管壁上的神经丛,主要分布于中膜和外膜交界处。血管壁神经的神经递质含有去甲肾上腺素、乙酰胆碱、神经状 Y(neuropeptide Y,NPY)、血管活性肠肽(vasoactive intestinal peptide,VIP)和降钙素基因相关肽(calcitonin gene-related peptide,CGRP)等,它们具有调节血管舒缩的作用。毛细血管是否存在神经分布尚有争议。

第六节　血管壁的特殊感受器

血管壁内有一些特殊的感受器,如颈动脉体、颈和主动脉体。颈动脉体位于颈总动脉分叉处管壁的外面,是直径为 $2\sim3mm$ 的不甚明显的扁平小体,主要由排列不规则的上皮细胞团、索和丰富的血窦组成。电镜下,上皮细胞分为两型(图 10-9):Ⅰ型细胞聚集成群,细胞质内有许多含有致密核芯的小泡,神经纤维终止于Ⅰ型细胞的表面;Ⅱ型细胞位于Ⅰ型细胞的周围,细胞质内颗粒少或无。生理学研究表明,颈动脉体是感受动脉血中氧、二氧化碳含量和血液 pH 变化的化学感受

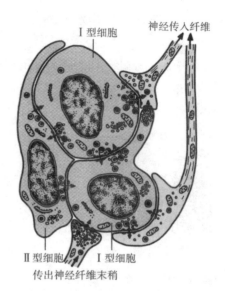

图 10-9　大鼠颈动脉体电镜结构模式图

器,参与对心血管系统和呼吸系统功能的调节。主动脉体在结构和功能上与颈动脉体相似。颈动脉窦是颈总动脉分叉处的膨大部分,该处血管壁的中膜薄,外膜中有丰富的感觉神经末梢,能感受血压上升时血管壁扩张的刺激,参与对血压的调节。

第七节　心　脏

心脏是个厚壁的肌性有腔器官。心脏的规律收缩推动血液在血管中流动不息,使身体的器官和组织得到充分的血液供应,又使排泄器官把代谢产物不断排出体外。

(一)心壁的结构

心壁也由 3 层膜组成,从腔面向外依次为心内膜、心肌膜和心外膜(图 10-10)。

1. 心内膜　心内膜(endocardium)分为内皮、内皮下层和心内膜下层。内皮与血管的内皮相延续,内皮下层除结缔组织外,在室间隔处也可见少量的平滑肌。心内膜下层(subendocardial layer)位于心内膜最深层,由较疏松的结缔组织构成,内有小血管和神经,心室的心内膜下层中还有心传导系的分支,即浦肯野纤维(图10-10)。

2. 心肌膜　心肌膜(myocardium)主要由心肌构成。此层在心房处较薄,而在心室处很厚,尤以左心室处最厚。心肌纤维呈螺旋状排列,大致分为内纵、中环和外斜3层。心肌纤维间的结缔组织中有丰富的毛细血管(图10-10)。

在心房和心室交界处的房室孔周围,有致密的胶原纤维束构成的心支架,也是心肌和心瓣膜的附着处,称为心骨骼(cardiac skeleton)。心骨骼包括室间隔膜部、纤维二角和纤维环。心房和心室的心肌分别附着于心骨骼,两部分的心肌并不相连。

心房肌纤维比心室肌纤维短而细,电镜下,部分心房肌纤维中可见质膜包被的、有致密核芯的分泌颗粒,称为心房特殊颗粒,内含心房钠尿肽,具有很强的利尿、排钠、扩血管和降低血压的作用。

3. 心外膜　心外膜(epicardium)为心包膜的脏层,其结构为架膜(serous membrane,serosa)。外表面被覆间皮,间皮下是薄层的结缔组织,与心肌膜相连。心外膜中含血管、神经,并常有脂肪组织(图10-10)。

4. 心瓣膜　心瓣膜(cardial valve)是心内膜突向心腔折叠而成的薄片状结构,表面覆以内皮,内部为致密结缔组织与心骨骼的纤维环相连。其功能是阻止血液逆流。

二、心脏传导系统

心脏传导系统由特殊的心肌纤维组成,具有发出冲动、传导兴奋、调节心脏按节律收缩的作用。该系统包括:窦房结、房室结、房室束及房室束的分支(图10-11)。除窦房结位于右心房心外膜深部外,其余各部分均分布于心内膜下层。组成心脏传导系统的心肌纤维有以下3型细胞:

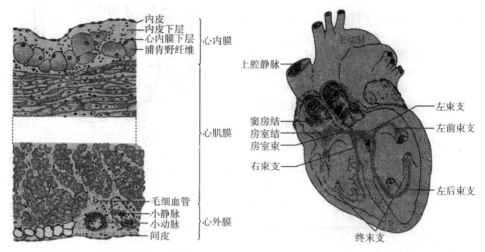

图 10-10 心壁光镜结构模式图　　图 10-11 心脏传导系统分布模式图

1. **起搏细胞** 起搏细胞(pacemaker cell)简称为 P 细胞,位于窦房结与房室结。细胞较小,呈梭形或多边形,细胞质内细胞器较少,有少量肌原纤维和吞饮小泡,含糖原较多。起搏细胞是心肌兴奋的起搏点。

2. **移行细胞** 移行细胞(transitional cell)主要位于窦房结和房室结的周边及房室束。细胞结构介于起搏细胞和心肌纤维之间,比心肌纤维细而短,细胞质内所含的肌原纤维较起搏细胞多。移行细胞起传导冲动的作用。

3. **浦肯野纤维** 浦肯野纤维(Purkinje fiber)或称为束细胞,组成房室束及其分支。这种细胞比心肌纤维短而粗,细胞中央有 1~2 个细胞核,细胞质内含有丰富的线粒体和糖原,肌原纤维较少,且多位于细胞周边,相邻细胞之间有发达的闰盘相连。浦肯野纤维穿入心室肌层,与心肌纤维相连续,将冲动快速传至心室各处,引发心肌同步收缩。

第八节　淋巴管系统

人体除中枢神经系统、软骨、骨、骨髓、胸腺和牙等处没有淋巴管分布外,其余组织和器官中大都有淋巴管。

一、毛细淋巴管

毛细淋巴管(lymphatic capillary)的结构特点是管腔大而不规则,管壁薄,仅由内皮和极薄的结缔组织构成,无周细胞。电镜下,内皮细胞间有较宽的间隙,无基膜,故通透性大(图 10-6)。

二、淋巴管

淋巴管(lymphatic vessel)管壁的结构与静脉相似,但管径粗而壁薄。管壁由内皮、少量平滑肌和结缔组织构成,瓣膜较多。

三、淋巴导管

淋巴导管(lymphatic duct)管壁的结构与大静脉相似,但管壁较薄,3 层膜分界更不明显。

第十一章 免疫系统

免疫系统(immune system)主要由淋巴器官(lymphoid organ)、淋巴组织(lymphoid tissue)和免疫细胞(immune cell)组成。免疫系统主要有 3 个方面的功能:①免疫防御:识别和清除侵入体内的病原微生物、异体大分子物质及异体细胞(nonself cell)等;②免疫监视:识别和清除体内表面抗原发生变异的细胞,包括肿瘤细胞和病毒感染细胞;③免疫稳定:识别和清除体内衰老死亡的细胞,维持内环境的稳定。

免疫系统上述功能的生物学基础是由于所有体细胞表面都有主要组织相容性复合分子(major histocompatibility complex molecules),简称为 MHC 分子。MHC 分子具有种属和个体差异性,在不同个体(单卵孪生者除外)的 MHC 分子具有差别,而同一个体所有细胞的 MHC 分子相同,因此,MHC 分子是自身细胞的标志。MHC 分子又分为 MHC-Ⅰ类和 MHC-Ⅱ类分子,前者分布于机体所有有核细胞表面,后者主要分布于抗原呈递细胞、活化 T 细胞等表面,有利于细胞之间的互相协作。如果机体自身的免疫系统与其自身正常组织或分子发生免疫排斥反应将引起自身免疫病(autoimmune diseases)。

第一节 免疫细胞

免疫细胞包括淋巴细胞、巨噬细胞、抗原呈递细胞、浆细胞、肥大细胞和粒细胞等,上述的部分细胞已在第四章结缔组织和第六章血液中述及,本章将叙述体内主要的免疫细胞群体。

一、淋巴细胞

淋巴细胞是一个多种类的细胞群体,根据淋巴细胞的发生部位、形态结构、表面标记和免疫功能不同分为 3 类:

1.胸腺依赖淋巴细胞胸腺依赖淋巴细胞简称为 T 细胞,是骨髓来源的淋巴干细胞在胸腺内分化而成的。从胸腺产生的淋巴细胞为初始 T 细胞(naive T cell),进入外周淋巴器官或淋巴组织后,保持静息状态。一旦接受相应抗原的刺激,T 细胞经过多次分裂增殖,大部分形成效应 T 细胞(effector T cell),小部分恢复静息状态,形成记忆性 T 细胞(memory T cell)。效应 T 细胞寿命较短,具有杀伤靶细胞的功能。这种以细胞直接作用的免疫应答形式称为细胞免疫(cellular immunity)。记忆性 T 细胞寿命可长达数年,甚至终生。根据 T 细胞的功能可将 T 细胞分为 3 个亚群:①辅助性 T 细胞(helper T cell,Th),占 T 细胞总数的 50%~70%,Th 细胞能够识别抗原,分泌多种淋巴因子,既能辅助 B 细胞活化,产生抗体,又能辅助细胞毒性 T 细胞产生细胞免疫应答。艾滋病病毒可破坏 Th 细胞,导致患者免疫系统瘫痪。②调节性 T 细胞(regulatory T cell),又称为抑制性 T 细胞(suppressor T cell,Ts),数量较少,常在免疫应答后期增多,抑制免疫应答,调节免疫应答的强度。③细胞毒性 T 细胞(cytotoxic T cell,Tc),占 T 细胞总数的 20%~30%,能直接攻击带异抗原的肿瘤细胞、病毒感染细胞和异体细胞,直接杀伤靶细胞(target cell)。

2. 骨髓依赖淋巴细胞　骨髓依赖淋巴细胞简称为 B 细胞,由骨髓中的淋巴干细胞分化而来,其在抗原刺激下转变成大量浆细胞(plasma cell),执行体液免疫(humoral immunity)。

3. 自然杀伤细胞　自然杀伤细胞简称为 NK 细胞,由骨髓中淋巴干细胞分化而来。它缺乏 B 细胞、T 细胞的分子标记特征,可直接杀伤病毒感染细胞、肿瘤细胞和异体细胞。NK 细胞形似大淋巴细胞,在细胞质内有许多大小不等的嗜天青颗粒,故又称为大颗粒淋巴细胞(large granular lymphocyte,LGL)。

二、巨噬细胞和单核吞噬细胞系统

巨噬细胞(macrophages)是由血液单核细胞穿出血管后分化形成的,广泛分布于机体各组织器官内,具有强大的吞噬功能。1972 年,世界卫生组织正式提出将单核细胞及由单核细胞分化而来的有吞噬功能的细胞,统称为单核吞噬细胞系统(mononuclear phagocyte system)。单核吞噬细胞系统包括单核细胞、疏松结缔组织和淋巴组织中的巨噬细胞、骨组织的破骨细胞、肝巨噬细胞、神经组织的小胶质细胞、肺巨噬细胞以及浆膜腔巨噬细胞等。

三、抗原呈递细胞

体内具有捕获、吞噬和处理抗原,并将抗原呈递给 T 细胞,激发 T 细胞活化、增殖的一类细胞,统称为抗原呈递细胞(antigen presenting cell),主要有树突状细胞和巨噬细胞等。树突状细胞(dendritic cell,DC)在体内数量少,但分布广泛,细胞的共同特点是具有树突状突起,细胞形态不规则。树突状细胞主要包括血液中的树突状细胞,表皮及消化管内的朗格汉斯细胞(Langerhans cell),淋巴窦内的面纱细胞,心、肺、肝和肾等器官结缔组织中的间质树突状细胞,以及淋巴组织和淋巴器官中的交错突细胞。树突状细胞表面表达大量的 MHC-Ⅱ类分子,其抗原呈递能力远强于巨噬细胞。

第二节 淋巴组织

淋巴组织(lymphoid tissue)是以网状组织(reticular tissue)构成网状支架,网孔内充满大量淋巴细胞、巨噬细胞和少量交错突细胞(interdigitating cell)或滤泡树突状细胞(follicular dendritic cell,FDC)的组织。该组织分为两类:

1.弥散淋巴组织 弥散淋巴组织(diffuse lymphoid tissue)是在网状组织内弥漫分布着大量淋巴细胞和少量巨噬细胞、浆细胞,与周围组织没有明显分界的淋巴组织(图11-1)。其中含有毛细血管后微静脉(postcapillary venule),或称为高内皮微静脉(highendothelial venule),它是淋巴细胞从血液重新进入淋巴组织的重要通道。

2. 淋巴小结 淋巴小结(lymphoid nodule)又称为淋巴滤泡(lymphoid follicle),呈球形或椭圆

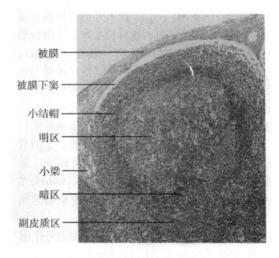

被膜
被膜下窦
小结帽
明区
小梁
暗区
副皮质区

图11-1 兔淋巴小结和弥散淋巴组织光镜像

形,边界清楚,主要含有大量 B 细胞和一定量的 Th 细胞、滤泡树突状细胞、巨噬细胞等。淋巴小结受到抗原刺激后增大,中央染色较浅,可见较多的分裂细胞,称为生发中心(germinal center)(图11-1)。生发中心分为暗区(dark zone)和明区(light zone),其内侧份为暗区,该区聚集着大量染色深的大淋巴细胞。大淋巴细胞的核染色浅,细胞质多,嗜碱性强,染色深。大淋巴细胞幼稚,分裂能力很强,可不断分裂、增殖、分化为明区的细胞。生发中心的外侧份为明区,该区聚集着中等大小的淋巴细胞、较多的网状细胞、巨噬细胞和滤泡树突状细胞,故染色较浅。生发中心的周边有一层密集的小型 B 细胞,着色较深,形成似新月状的小结帽(cap)。它们是由生发中心周边的中等淋巴细胞继续增殖、分化,并向淋巴小结周边推移而成

的。这些小淋巴细胞多为记忆性 B 细胞和浆细胞的前体。滤泡树突状细胞与一般树突状细胞不同,滤泡树突状细胞不表达 MHC-Ⅱ类分子,却有大量 Fc 受体和 C3 受体,在 B 细胞活化和体液免疫调节中起重要作用。无生发中心的淋巴小结较小,称为初级淋巴小结(primaryly mphoid nodule);有生发中心的淋巴小结较大,称为次级淋巴小结(secondary lymphoid nodule)。

第三节　淋巴器官

淋巴器官是以淋巴组织为主构成的器官。根据其发生的时间和功能分为两类:①中枢淋巴器官(central lymphoid organ),包括胸腺(thymus)、骨髓(bone marrow)(人类)和腔上囊(bursa of Fabricius)(禽类)。这些器官发生较周围淋巴器官早,是淋巴干细胞(lymphoid stem cell)增殖、分化成 T 细胞或 B 细胞的场所,在此处增殖不需要外界抗原的刺激。中枢淋巴器官向周围淋巴器官输送 T 细胞或 B 细胞并决定它们的发育,但中枢淋巴器官不直接参加机体的免疫功能。②周围淋巴器官(peripheral lymphoid organ),包括淋巴结(lymphoid node)、脾(spleen)和扁桃体(tonsil)等。这些器官发育较晚,接受中枢淋巴器官输送来的淋巴细胞,在抗原刺激下,器官内的淋巴细胞活化、增殖,成为进行免疫应答(immune response)的主要场所。该类器官的淋巴细胞增殖需外界抗原的刺激,并直接参与机体的免疫功能。

(一)胸腺

在胚胎早期,胸腺原基由人胚胎发育中第 3 对咽囊腹侧份的内胚层和外胚层分化而成。当淋巴干细胞迁移至胸腺原基后才发育为具有特殊功能的中枢淋巴器官,即成为 T 细胞分化发育的唯一场所。胸腺的重量随年龄而有明显变化,婴儿时期重 10~15g,青春期重 30~40g,而至老年期只重 15g 左右,且多为脂肪组织。

1.胸腺的组织结构　胸腺表面被覆由结缔组织构成的被膜(capsule),并以片状分支伸入实质形成小叶间隔或胸腺隔(septum),将胸腺实质分隔成许多不完整的胸腺小叶(incomplete thymic lobules)。每一小叶又分为周边深染的皮质和中央浅染的髓质。皮质不完全包裹髓质,因此相邻小叶的髓质彼此相连成片(图 11-2,图 11-3)。

胸腺实质由胸腺基质细胞(thymic stromal cell)和胸腺细胞(thymocyte)组成。胸腺基质细胞包括胸腺上皮细胞(thymic epithelial cell)、交错突细胞、巨噬细胞、嗜酸性粒细胞、肥大细胞、成纤维细胞等,这些细胞构成胸腺细胞分化发育的微环境。胸腺细胞是胸腺内分化发育中的 T 细胞的前体细胞。胸腺上皮细胞形态多样,主要特点是其细胞质中含有角蛋白丝,细胞突起相连接处有桥粒。

(1)皮质:胸腺皮质(cortex)位于胸腺小叶周边,以胸腺上皮细胞为支架,网眼中有密集的胸腺细胞、少量巨噬细胞等,着色较深(图11-2,图11-3)。

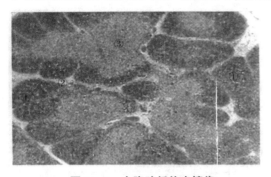

图11-3　人胸腺低倍光镜像

①皮质;②胸腺隔;③髓质

胸腺上皮细胞:皮质的胸腺上皮细胞分为两类。①被膜下上皮细胞(subcapsule epithelial cell),位于胸腺实质表面、小叶间隔两侧和血管周围。细胞呈扁平形,在实质侧有一些突起(图11-4)。该细胞分泌胸腺素和胸腺生成素。另外,由于它分布于胸腺实质表面等部位,构成了胸腺内、外环境的屏障。②星形上皮细胞(stellate epithelial cell),呈星状多突形,突起较长,相互连接构成皮质内的立体网架,网间分布着密集的胸腺细胞。其细胞膜与胸腺细胞膜直接接触,对诱导胸腺细胞的分化十分重要。在胸腺皮质浅层,有一种细胞质丰富、细胞体积大、球形、包裹着20～100个未成熟的胸腺细胞,称为胸腺哺育细胞(thymic nurse cell)。它是星形上皮细胞的亚型,对胸腺细胞的发育具有重要作用。

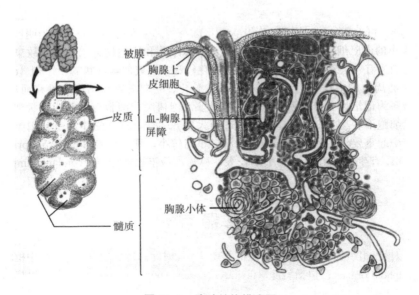

被膜

胸腺上皮细胞

血-胸腺屏障

胸腺小体

皮质

髓质

图11-2　胸腺结构模式图

胸腺细胞:来自骨髓的淋巴干细胞经血液由皮、髓质交界处进入胸腺,迁移至被膜下区,发育为体积较大、具有强烈增殖能力的早期胸腺细胞群。随后,这些细胞从外层皮质向内层皮质、再向髓质迁移。到达髓质的胸腺细胞,体积变小,发育为成熟 T 细胞(或称为处女型 T 细胞)。这些细胞虽然形态成熟,但由于从未接触过体外抗原,尚不能执行细胞免疫功能。只有当其离开胸腺、被输送到周围淋巴器官后才可行使免疫功能。

　　T 细胞只能在胸腺内发育分化,因为只有胸腺基质细胞构成的微环境才能诱导胸腺细胞的分化成熟。这种诱导通过两种方式进行:一是依赖于各类基质细胞与发育中的胸腺细胞直接接触相互作用;二是依赖于上皮细胞、巨噬细胞等分泌的细胞因子的作用。

　　同时,T 细胞的发育成熟还受到了精密的检查和严格的筛选,这种筛选主要发生在皮质。在 T 细胞发育过程中,凡是能与机体自身抗原结合而攻击自身组织的胸腺细胞则被淘汰而凋亡(apoptosis),90%以上的未成熟胸腺细胞都会凋亡,只有3%　5%的胸腺细胞最终发育成熟为处女型 T 细胞,并经血管或淋巴管离开胸腺而到达周围淋巴器官。

　　(2)髓质:胸腺髓质(medulla)由大量胸腺上皮细胞和少量成熟的胸腺细胞、交错突细胞和巨噬细胞构成,着色较浅(图 11-2~图 11-4)。

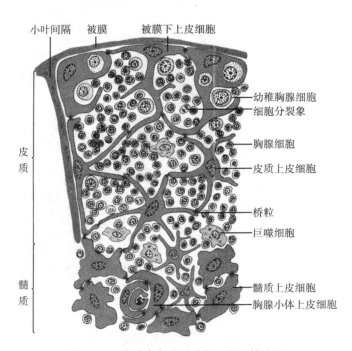

图 11-4　胸腺内各种细胞相互关系模式图

髓质的上皮细胞:髓质的上皮细胞也分为两类:①髓质上皮细胞(medullary epithelial cell),其体积较大,呈多边形或球形,数量较多,较短的细胞突起相互连接成网架,连接处有桥粒。有些细胞的细胞质内粗面内质网发达,含大量囊泡,具有合成分泌功能,是分泌胸腺激素的主要细胞。②胸腺小体上皮细胞(thymic corpuscle epithelial cell)呈扁平形,数层至十几层同心圆排列,形成大小不等的球形结构,称为胸腺小体(thymic corpuscle)(图11-2~图11-4)。

胸腺小体又称为哈塞尔小体(Hassall's corpuscles),是胸腺髓质的特征性结构,直径为30~150μm,散在分布于髓质中(图11-5)。胸腺小体外层上皮细胞较幼稚,可见呈分裂状的细胞,细胞核呈新月形,细胞质嗜酸性,细胞间有桥粒;中层的细胞较成熟,细胞质内含较多角蛋白;中心的细胞退化解体,结构不清,呈嗜酸性染色。胸腺小体的功能尚不清楚。

胸腺的巨噬细胞:胸腺的巨噬细胞广泛分布于皮质和髓质,在皮、髓质交界处尤为丰富。细胞质内含有大量溶酶体和吞噬体,主要吞噬不能成熟而凋亡的胸腺细胞。巨噬细胞还分泌多种细胞因子,可刺激胸腺细胞的增殖和分化。

2.胸腺的功能 胸腺的主要功能是产生、培育T细胞,并向周围淋巴器官输送T细胞。另外胸腺上皮细胞可分泌多种胸腺激素,即胸腺生成素(thymopoietin)、胸腺素(thymosin)、胸腺体液因子(thymus humoral factor)等,参与构成T细胞增殖、分化的微环境。

3.血-胸腺屏障 血-胸腺屏障(blood-thymus barrier)是血液与胸腺皮质间的屏障结构(图11-6),由以下5层组成:①连续性毛细血管内皮,内皮间有紧密连接;②内皮外完整的基膜;③血管周间隙,间隙中可有巨噬细胞、组织液等;④胸腺上皮细胞基膜;⑤连续的胸腺上皮细胞。这种屏障结构使得血液中的大分子物质(抗原物质、某些药物)很难与胸腺细胞接触,从而维持胸腺内环境的稳定,保证胸腺细胞的正常发育。

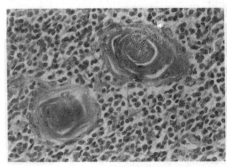

图11-5 人胸腺小体高倍光镜像

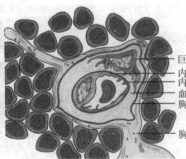

巨噬细胞
内皮细胞
内皮细胞基膜
血管周间隙
胸腺上皮细胞基膜
胸腺上皮细胞

图11-6 血-胸腺屏障结构组成模式图

（二）淋巴结

1.淋巴结的组织结构　淋巴结是周围淋巴器官,沿淋巴管分布于机体淋巴所必经的部位。淋巴结呈椭圆形、豆形,大小不等,长径介于 1~20mm（图 11-7,图 11-8）。

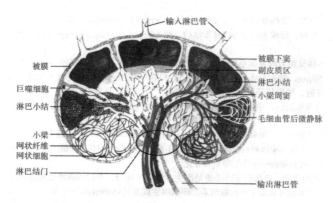

图 11-7　淋巴结结构模式图

淋巴结表面被覆由较致密结缔组织构成的被膜。有 15~20 条输入淋巴管（afferent lymphatic vessel）穿过被膜进入淋巴结实质。在淋巴结的凹面有淋巴结门（hilus）,此处结缔组织较丰富,其中有 2~3 条输出淋巴管（efferent lymphatic vessel）、血管和神经出入。被膜及淋巴结门处的结缔组织（神经、血管伴随）深入实质形成小梁（trabecula）,构成淋巴结的粗网架。在粗网架之间为不同类型的淋巴组织。淋巴结的实质分为皮质和髓质两部分（图 11-7,11-8）。

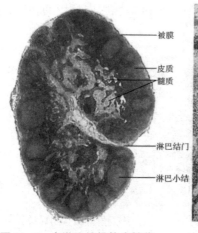

图 11-8　人淋巴结低倍光镜像

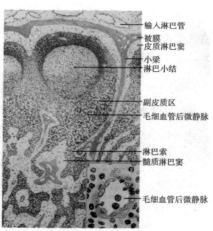

图 11-9　淋巴结皮质光镜结构模式图

（1）皮质：皮质位于被膜下方，由浅层皮质、副皮质区及皮质淋巴窦等构成（图11-9～图11-12）。各部的结构与厚度随免疫功能状态的不同而有很大变化。

浅层皮质：浅层皮质（superfacial cortex）是邻近被膜处的淋巴组织，主要含B细胞。当受到抗原刺激后，可出现大量的、主要由B细胞密集而成的球状淋巴小结，小结周边为少量弥散淋巴组织。功能活跃的淋巴小结中心浅染，生发中心明显（图11-9），小结帽朝向被膜侧。

副皮质区（paracortical zone）：又称为深层皮质（deep cortex），位于皮、髓质交界处（皮质深层），主要由含大量T细胞的弥散淋巴组织组成，为胸腺依赖区（thymus dependent area），另外，还包含交错突细胞、巨噬细胞和少量B细胞。此区有毛细血管后微静脉通过（图11-10），其结构特点为管腔明显，内皮细胞呈立方形。此处是血液内淋巴细胞进入淋巴组织的重要通道。

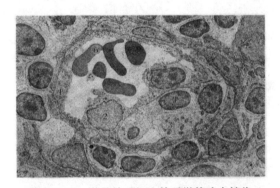

图11-10　淋巴结毛细血管后微静脉电镜像
①内皮细胞；②内皮细胞核；③淋巴细胞；④淋巴细胞核；⑤周细胞核；⑥红细胞

皮质淋巴窦：皮质淋巴窦（cortical sinus）包括被膜下窦（subcapsular sinus）和小梁周窦（peritrabecular sinus）。被膜下窦是被膜下方的扁囊，包绕整个淋巴结实质，在被膜侧有数条输入淋巴管与之相通。小梁周窦位于小梁周边，其末端多为盲端，但位于副皮质区处的小梁周窦可与髓质淋巴窦直接相通，由于连接处的管腔狭窄，故称为窄通道。皮质淋巴窦的结构特点为：扁平连续的内皮细胞（endothelial cells）围成窦壁，内皮细胞外有薄层的基板、少量的网状纤维和一层扁平的网状细胞。窦腔内为星形的内皮细胞支撑，窦腔内或窦壁上有游离或附着的巨噬细胞和少量淋巴细胞（图11-11）。

（2）髓质：位于淋巴结的中央，由髓索和髓窦构成（图11-13，图11-14）。

髓索：髓索（medullary cord）即髓质的淋巴索（lymphoid cord），主要由B细胞和浆细胞组成，与副皮质区相连。网状组织构成的网架内，淋巴细胞呈索条状分布，并相互连接呈网状。髓索内还可见少量嗜酸性粒细胞、巨噬细胞和肥大细胞。在慢性炎症的组织中,浆细胞增多。另外,在髓索的中央多有扁平内皮细胞围成的毛细血管后微静脉走行。

髓窦:髓窦(medullary sinus)与皮质淋巴窦结构相似,但窦腔更宽大、走行更迂回。窦腔内常含较多的星形内皮细胞和巨噬细胞,故具有较强的滤过作用。

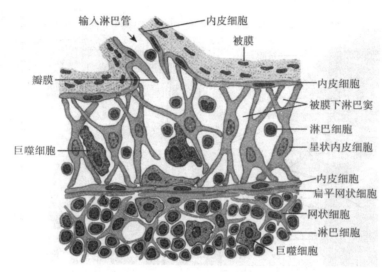

图 11-11　淋巴结被膜下窦结构模式图

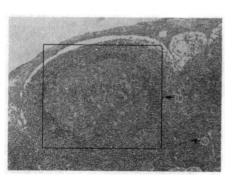

图 11-12　淋巴结皮质光镜像
①淋巴小结;②胸腺依赖区

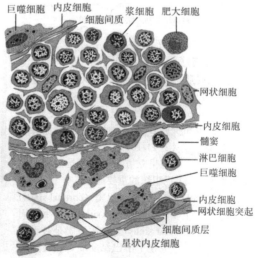

图 11-13　淋巴结髓索和髓窦光镜结构模式图

（3）淋巴结内的淋巴通路：淋巴液由输入淋巴管进入被膜下窦后，部分淋巴液经窄通道进入髓窦，部分经淋巴组织渗入髓窦而后流向输出淋巴管。淋巴液在淋巴窦腔内流动缓慢，有利于巨噬细胞清除细菌、异物或处理抗原。同时，产生的淋巴细胞也可通过淋巴液进入血液循环。

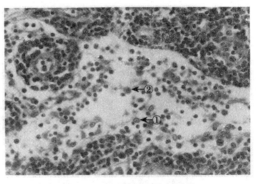

图 11-14　淋巴结髓质光镜像

2. 淋巴细胞再循环　　周围淋巴器官和淋巴组织内的淋巴细胞经淋巴管、静脉进入血液循环周游全身后，又通过毛细血管后微静脉，再回到周围淋巴器官及淋巴组织内（图 11-15），如此周而复始，反复循环，称为淋巴细胞再循环（recirculation of lymphocyte）。因而，淋巴细胞从一个淋巴器官或一处淋巴组织到另一个淋巴器官或另一处淋巴组织，不仅有利于淋巴细胞识别抗原，同时也携带有关信息到机体各处，动员有关细胞协同参与免疫应答。通过淋巴细胞再循环，使机体各处的淋巴细胞相互联系形成功能上的整体，对提高整个机体的免疫能力具有重要意义。体内大部分淋巴细胞均参与再循环，其中以记忆性 T 细胞和记忆性 B 细胞最为活跃。

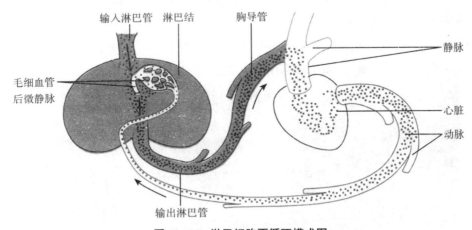

图 11-15　淋巴细胞再循环模式图

3. 淋巴结的功能

（1）滤过淋巴液：当细菌、病毒等抗原物质侵入机体后，很容易进入毛细淋巴管随淋巴液流入淋巴结。在流经淋巴窦时，窦内的巨噬细胞可以及时地清除它们，起到防御、保护作用。

（2）进行免疫应答的场所：淋巴结是重要的免疫应答器官，当抗原物质进入淋巴结后，巨噬细胞和交错突细胞可以识别、捕捉、处理和呈递抗原给 T 细胞、B 细胞，使之转化，并大量增殖和分化，而致使局部淋巴结肿大。在淋巴结内，T 细胞约占 70%，B 细胞约占 28%，它们在抗原的刺激

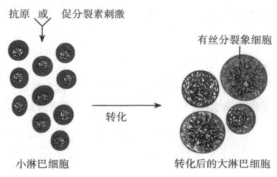

图 11-16　淋巴细胞的转化模式图

下淋巴母细胞化，分别参与机体的细胞免疫和体液免疫（图 11-16）。在引起体液免疫时，淋巴小结数量增多，体积增大，生发中心明显，B 细胞增多，淋巴索内的浆细胞也增多。在引起细胞免疫时，副皮质区明显扩大，T 细胞增多。

三、脾

脾是体内最大的周围淋巴器官，位于血液循环的通路上。

1. 脾的组织结构　脾的表面被覆由致密结缔组织构成的被膜，内含丰富的弹性纤维及散在的平滑肌纤维。被膜外面覆有间皮。脾的一侧凹陷为脾门，结缔组织较多，并有血管、神经和淋巴管进出。被膜和脾门处的结缔组织深入脾实质形成脾小梁（图 11-17），内含小梁动脉和小梁静脉、神经和淋巴管等。脾小梁在脾实质相互连接，构成脾内的粗网架。网状组织位于小梁之间构成多孔隙的微细网架，网孔中分布着淋巴细胞、浆细胞、巨噬细胞以及各种血细胞。

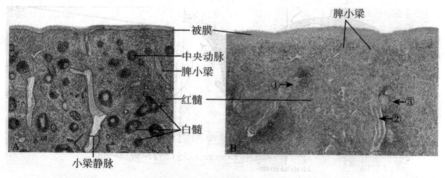

图 11-17　人脾光镜结构模式图（A）和低倍光镜像（B）
①中央动脉；②小梁动脉；③脾小体

脾的实质分为白髓、红髓和边缘区 3 部分。

（1）白髓：白髓（white pulp）散在分布于脾的实质（图 11-17，图 11-18）。新鲜的脾切面，可见白髓呈大小不等的灰白色小点状。白髓由密集的淋巴组织构成，沿中央动脉周围分布，又分为动脉周围淋巴鞘和脾小体。

动脉周围淋巴鞘：动脉周围淋巴鞘（periarterial lymphatic sheath）简称为淋巴鞘，由位于中央动脉（central artery）周围的淋巴组织构成。主要含有大量 T 细胞，属于胸腺依赖区，同时含有巨噬细胞、交错突细胞等，但无毛细血管后微静脉。

脾小体：脾小体（splenic corpuscle）即淋巴小结，位于淋巴鞘与边缘区之间，大部分嵌入淋巴鞘内。其结构与淋巴结的淋巴小结相同，主要由大量 B 细胞组成，同时含有巨噬细胞等。产生免疫应答时脾小体较大，有生发中心，其帽部朝向红髓。

（2）红髓：红髓（red pulp）位于白髓和边缘区的周围（图 11-17，图 11-18），约占脾实质的 2/3，又分为脾窦和脾索。

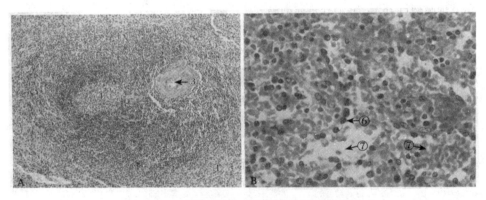

图 11-18　人脾白髓（A）和红髓（B）高倍光镜像
①红髓；②淋巴鞘；③中央动脉；④脾小体；⑤边缘区；⑥内皮细胞核；⑦血窦腔

脾窦：脾窦（splenic sinusoid）又称为脾血窦，为腔大、不规则的血窦，并相互通连成网，腔内充满血液。窦壁由长杆状的内皮细胞沿其长轴排列而成，细胞外有不完整基膜和少量网状 纤维。内皮细胞间有较宽裂隙，窦壁呈栅形多孔状。此结构有利于血细胞从脾索进入脾窦。在横断面上，窦壁内皮细胞的细胞核呈圆形或椭圆形，凸向窦腔内。细胞质内含有微丝，可调节内皮细胞之间的裂隙。另外，可见巨噬细胞附着在血窦壁外，常见其伪足伸在裂隙间（图 11-19）。

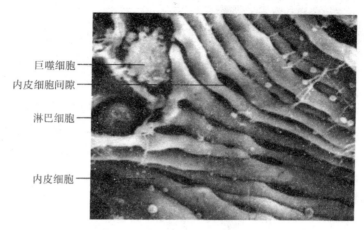

巨噬细胞

内皮细胞间隙

淋巴细胞

内皮细胞

图 11-19　脾血窦内皮扫描电镜像

脾索:脾索(splenic cord)为相邻脾窦之间的淋巴组织。切片观呈条索状,立体观呈海绵网状。网状组织构成网架,网孔中含 B 细胞、各种血细胞、巨噬细胞和一些浆细胞,这些细胞可以穿过内皮细胞之间的裂隙进入脾窦。

(3)边缘区:边缘区(marginal zone)是白髓向红髓移行的区域,宽约 100μm,结构疏松,含有大量的巨噬细胞和一些 T 细胞、B 细胞,以 B 细胞较多。该区具有很强的吞噬滤过作用。中央动脉末端在白髓和边缘区之间膨大形成边缘窦(marginal sinus),它是血液内抗原和淋巴细胞进入淋巴组织的重要通道。白髓内的淋巴细胞也可经此通道进入血窦,参与再循环。

2.脾的血液循环　脾动脉自脾门进入脾后,沿脾小梁分支成小梁动脉(trabecular artery)。小梁动脉沿途分支并离开脾小梁进入淋巴鞘,称为中央动脉。中央动脉沿途发出一些小的分支形成毛细血管供应白髓,其末端膨大形成边缘窦。中央动脉的主干在穿出白髓进入脾索时分支形成一些直行的微动脉,形似笔毛,故称为笔毛微动脉(penicillar arteriole)。笔毛微动脉在脾内分为 3 段:髓微动脉(pulp arteriole),其内皮细胞外有 1~2 层的平滑肌;鞘毛细血管(sheathed capillary),其内皮细胞外有许多巨噬细胞排列成一层鞘;动脉毛细血管(artery capillary),除一小部分毛细血管直接与脾窦通连外,大部分毛细血管末端扩大成喇叭状开放于脾索。血液由脾索穿过脾窦壁进入脾窦。脾窦逐渐汇合成扁平内皮细胞围成的髓微静脉(pulp venule),然后再汇合成小梁静脉(trabecular vein)经脾静脉出脾门(图 11-20,图 11-21)。

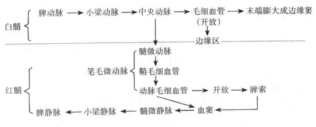

图 11-20　脾的血液循环

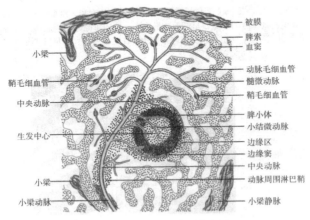

图 11-21　脾血液循环模式图

3.脾的功能

(1)滤过血液:脾内含有大量的巨噬细胞,当血液流经脾的边缘区和脾索时,巨噬细胞可吞噬和清除血液中的病菌、异物、抗原和衰老的细胞、血小板等。

(2)进行免疫应答的场所:血液内的淋巴细胞通过淋巴细胞再循环有 50%通过脾,因此脾是淋巴细胞再循环的中心。脾内的淋巴细胞中,T 细胞约占 40%,B细胞约占 60%,它们分别参与机体的细胞免疫和体液免疫。

(3)造血:脾在胚胎时期有造血功能,出生后脾逐渐转变为免疫应答器官,产生 T 细胞、B 细胞。但成人脾中仍有少量造血干细胞,因此,当机体大出血或严重缺血时,脾可恢复造血功能。

(4)储存血液:脾窦、脾索和其他部位可储存约 40ml 的血液。当机体需要血液时,脾的弹性纤维和平滑肌收缩可将所储存的血液排出,并加速脾内的血流,使血进入血液循环,补充血容量。

四、扁桃体

扁桃体是位于舌根、咽部周围上皮下的邻近外界的周围淋巴器官,包括腭扁桃体、咽扁桃体和舌扁桃体,其中以腭扁桃体最大。现就其组织结构简述如下:

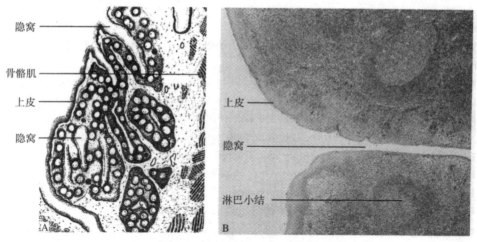

图 11-22　人腭扁桃体

A. 光镜结构模式图;B. 低倍光镜像

　　腭扁桃体为一对实质性周围淋巴器官(图 11-22),位于舌腭弓与咽腭弓之间,呈椭圆形。其黏膜表面为复层扁平上皮,上皮深陷至固有膜结缔组织内形成 10~20 个隐窝。上皮下及隐窝周围结缔组织内分布着大量淋巴小结(主要由 B 细胞组成)及弥散淋巴组织(含 T 细胞、B 细胞、巨噬细胞等)。上皮内常有大量的淋巴细胞侵入,形成淋巴上皮组织(lymphoepithelial tissue)。淋巴小结的生发中心比较明显。弥散淋巴组织的区域也可见毛细血管后微静脉。在隐窝内,可见脱落的上皮细胞、淋巴细胞、白细胞和细菌等。淋巴细胞也可通过上皮细胞间的通道由上皮表面排出,通道的表面常覆盖一种扁平形的微皱褶细胞(microfold cell)。深部为结缔组织被膜,与其他组织无明显的分界。

　　扁桃体是 T 细胞、B 细胞增殖的场所,在此淋巴细胞直接参与机体的细胞免疫和体液免疫,同时具有很重要的防御保护作用。

第十二章 皮 肤

皮肤(skin)是人体面积最大、最重的器官,成人可达1.5~2.0m²皮肤由表皮和真皮两部分构成,借皮下组织与深层组织相连。皮肤中含有毛、汗腺、皮脂腺、指(趾)甲等皮肤附属器(appendage),它们都是表皮衍生物(图12-1)。皮肤与外界直接接触,能阻挡异物和病原体侵入,防止液体丢失,抵御紫外线损伤,具有重要的屏障保护作用。皮肤内有丰富的感觉神经末梢,能感受外界的多种刺激。皮肤还具有吸收、排泄、调节体温、参与免疫应答及维生素D合成等功能。另外,皮肤还有明显的再生能力。

第一节 皮肤的结构

皮肤的厚度为0.5~3mm,因个体或个体部位而异。皮肤表面的纹理由基因决定,通过指纹特征可以甄别个体。皮肤的颜色差异与人种、个体年龄和个体部位有关。皮肤基于表皮结构和表皮厚度,分厚皮和薄皮。手掌和足底表皮最厚,为0.8~1.5mm,为厚皮(无毛),体表其余大部分为薄皮(有毛),厚0.07~0.15mm(图12-2)。

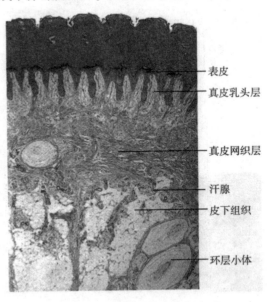

图12-1 人手指掌面皮肤低倍光镜像

表皮

真皮乳头层

真皮网织层

汗腺

皮下组织

环层小体

一、表皮

表皮(epidermis)是皮肤的浅层,由角化的复层扁平上皮构成。表皮细胞分为两类:一类是角质形成细胞,占表皮细胞90%以上;另一类是非角质形成细胞,散在分布于角质形成细胞之间,包括黑(色)素细胞、朗格汉斯细胞和梅克尔细胞。

1. 角质形成细胞　角质形成细胞(keratinocyte)构成表皮各层结构,其主要功能是合成角质,参与表皮角化。厚皮的表皮从深层至浅层可清晰地分辨出基底层、棘层、颗粒层、透明层和角质层5层结构(图12-2,图12-3),而薄皮的表皮除基底层外,各层较薄,一般无透明层。下面以手掌表皮为例,叙述表皮各层的形态结构特点。

(1)基底层:基底层(basal layer)附着于基膜上,由一层矮柱状或立方形的基细胞(basal cell)组成(图12-3),细胞核呈卵圆形,细胞质少,细胞质呈嗜碱性。电镜下,基细胞的细胞间以桥粒相连,基底面借半桥粒与基膜相连。细胞质内含有丰富的游离核糖体和散在或成束的角蛋白丝。角蛋白丝直径10nm,又称为张力丝(tonofilament)。基细胞之间有明显的细胞间隙,真皮内的组织液通过基膜渗入表皮细胞之间,供给表皮营养。基细胞是表皮的干细胞,不断增殖和分化,新生的细胞脱离基膜后逐渐向浅层推移,并逐渐分化为其余各层细胞,故基底层又称为生发层,在皮肤的创伤愈合过程中起到重要的修复作用。

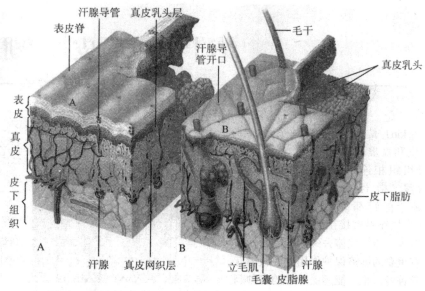

图12-2　厚皮(无毛)(A)和薄皮(有毛)(B)立体结构模式图像

(2)棘层:棘层(stratum spinosum)位于基底层上方,由5~10层多边形、体积较大的棘细胞组成(图12-3)。棘细胞的细胞核较大,呈圆形,位于细胞中央,细胞质丰富,弱嗜碱性,内含张力原纤维(tonofibril)。棘细胞表面有许多短小的棘状突起,相邻细胞的突起互相嵌合。电镜下,相邻细胞的突起嵌合处可见桥粒连接。细胞质内含有较多游离核糖体、角蛋白丝束(即光镜下的张力原纤维)。角蛋白丝束

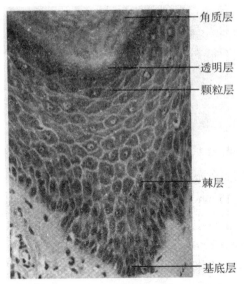

角质层

透明层

颗粒层

棘层

基底层

图 12-3　人手指皮肤表皮高倍光镜像

从核周呈放射状延伸至桥粒的附着板上。另外,细胞内周边出现由质膜包被的呈明暗相间的板层状结构,即板层颗粒(lamellated granule),其主要成分是糖脂和固醇(脂类物质)。板层颗粒以胞吐方式将这些物质排放到表皮细胞间隙,形成膜状物,不仅增强上皮细胞间的黏合,同时成为表皮渗透屏障的重要组成部分。

(3)颗粒层:颗粒层(stratum granulosum)位于棘层上方,由3~5层梭形细胞组成(图 12-3)。颗粒层细胞的细胞质内出现许多形状不规则、强嗜碱性的透明角质颗粒(keratohyalin gmmile)。电镜下,颗粒层细胞的细胞核和细胞器渐趋退化,透明角质颗粒呈致密均质状,无质膜包被,主要成分为富有组氨酸的蛋白质,角蛋白丝穿入其中。板层颗粒也明显增多,若表皮擦伤损及颗粒层,破坏了由板层颗粒释放的物质形成的屏障作用,组织液便经表皮渗出,同时病原微生物极易侵入,发生感染。

(4)透明层:透明层(stratum luddum)由2~3层更扁的梭形细胞组成。细胞界线不清,细胞核已消失(图 12-3)。HE 染色下,细胞呈透明浅红色,折光性强。电镜下,细胞的超微结构与角质层细胞相似。

(5)角质层:角质层(stratum corneum)为表皮最浅层,由多层扁平的角质细胞组成(图 12-1~图 12-3)。角质细胞是干硬的完全角化的死细胞,呈嗜酸性均质状。电镜下,角质细胞无细胞核和细胞器,但细胞内充满由密集、粗大的角蛋白丝束与透明角质颗粒形成的复合体,即角蛋白。细胞膜因内面有一层不溶性蛋白质而增厚坚固。细胞间隙中充满由板层颗粒释放的脂类物质。角质细胞间桥粒解体,细胞连接松散,脱落后成为皮屑。

表皮由基底层到角质层的结构变化,反映了角质形成细胞增殖、分化、向表层逐层推移、最终脱落的动态变化过程;同时也反映了角蛋白合成、参与表皮角化的过程。其中,基底层细胞所含的角蛋白丝是角质合成的物质基础,随着细胞向表层推移和分化,角蛋白丝不断增多并且结构和组分也发生变化,加之透明角质颗粒的出现,角蛋白丝与透明角质颗粒的致密均质状物质融合形成角质,角质充满于细胞内,表皮角化。角质形成细胞更新周期为3~4周,这种脱落和新生的平衡,使表皮各层得以保持正常的结构和厚度。银屑病(牛皮癣)是因某些因素干扰表皮细胞的成熟角化过程,表皮细胞增殖加速,更新时间缩短为3~4天,导致表皮角化过程发生紊乱,出现银白色鳞屑现象。

2.非角质形成细胞　非角质形成细胞(non-keratinocyte)数量少,散在分布于角质形成细胞之间,与角化无直接关系,但各自具有其特定功能。

(1)黑(色)素细胞:黑(色)素细胞(melanocyte)是生成黑色素的细胞,在 HE 染色标本中不易分辨,经特殊染色后,光镜下观察,黑(色)素细胞体积大,其胞体常散在于基细胞之间,呈圆形或卵圆形,并有许多较长的突起,突起常伸入基细胞和棘细胞之间,细胞核呈椭圆形,较小(图 12-4)。电镜下,黑(色)素细胞与角质形成细胞无桥粒连接。细胞质内含有丰富的粗面内质网和发达的高尔基复合体,还有许多质膜包被的椭圆形小体,称为黑(色)素体(melanosome)(图 12-4)。黑(色)素体由高尔基复合体生成,其内含酪氨酸酶,能将酪氨酸转化为黑色素。当黑(色)素体内充满黑色素后,改称为黑(色)素颗粒(melanin granule),于光镜下呈黄褐色。黑(色)素颗粒迁移、聚集在黑(色)素细胞突起末端,然后突起末端脱落形成泡状结构,再与角质形成细胞融合,这样,黑(色)素颗粒便转移至角质形成细胞内。故黑(色)素颗粒在黑(色)素细胞内很少,于角质形成细胞内反而较多。黑色素能吸收和散射紫外线,以保护深层组织免受辐射损伤;紫外线也可以刺激酪氨酸酶的活性,促进黑色素合成。

人种间的黑(色)素细胞数量无明显差别,肤色的颜色主要取决于黑(色)素颗粒的数量、大小、稳定性及分布。黑种人的黑(色)素颗粒多而大,不易被酶分解,分布于表皮全层;白种人的黑(色)素颗粒少而小,易被酶分解,主要分布于基底层;黄种人简介于两者之间。此外,肤色也与表皮厚度、血液供应、胡萝卜素的含量有关。

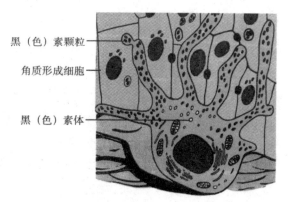

黑(色)素颗粒
角质形成细胞
黑(色)素体

图 12-4　黑(色)素细胞电镜结构模式图

(2)朗格汉斯细胞:朗格汉斯细胞散在分布于棘层浅部,在 HE 染色标本中不易分辨,经 ATP 酶组织化学染色在光镜下可显示该细胞具有树枝状突起(图

12-5)。电镜下,朗格汉斯细胞的细胞核呈弯曲形,细胞质内含有质膜包被的伯贝克颗粒(Birbeck granule),颗粒呈杆状或网球拍状,其一端可有突出的球形小泡,杆中间可见有纵向周期横纹的致密线(图 12-6)。朗格汉斯细胞是一种抗原呈递细胞,它能捕获皮肤中的抗原物质,处理后形成抗原肽-MHC 分子复合物分布于细胞表面(伯贝克颗粒参与抗原的处理),然后细胞游走出表皮,进入真皮毛细淋巴管,随淋巴流迁至淋巴结,将抗原呈递给淋巴细胞,引发免疫应答,故朗格汉斯细胞是皮肤免疫功能的重要细胞。

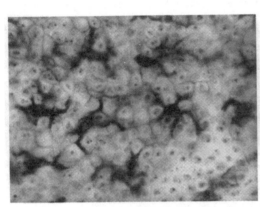 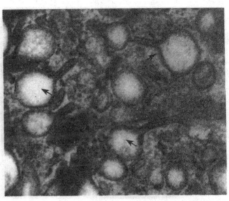

图 12-5　小鼠皮肤表皮朗格汉斯细胞光镜像　　图 12-6　小鼠皮肤表皮朗格汉斯细胞电镜像
（组织化学 ATP 酶染色法）　　　　　　　　箭头示伯贝克颗粒

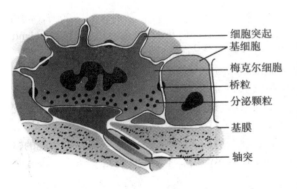

图 12-7　梅克尔细胞与神经末梢电镜结构模式图

细胞突起
基细胞
梅克尔细胞
桥粒
分泌颗粒
基膜
轴突

(3) 梅克尔细胞:梅克尔细胞(Merkel cell) 位于基底层,数量很少。梅克尔细胞具有短指状突起,突起常伸入毛囊附近的表皮基细胞之间,在 HE 染色标本上不易辨别,需用特殊染色法显示。电镜下,梅克尔细胞的细胞核较小,呈不规则形,细胞基底部细胞质内含许多质膜包被的、含致密核芯的小泡,直径约 80nm。

有些细胞的基底面可与盘状的感觉神经末梢紧密接触,形成类似于突触的结构(图12-7)。梅克尔细胞的功能目前还不确切,推测其是能够接受机械刺激的感觉细胞。

二、真皮

真皮(dermis)位于表皮深层,向下与皮下组织相连(图12-1,图12-2),一般厚度为1~2mm,手掌、足底的真皮较厚,约3mm,眼睑等处最薄,约0.6mm。真皮由致密结缔组织组成,其内分布着大量的胶原纤维和弹性纤维,使皮肤既有弹性,又有韧性。真皮内还含有神经和神经末梢、血管、淋巴管及皮肤的附属器。真皮可分为乳头层和网织层,两者互相移行,无明显分界(图12-1)。

1.乳头层　乳头层(papillary layer)为紧邻表皮的薄层结缔组织(图12-1)。胶原纤维和弹性纤维较细密,含细胞较多。此层的结缔组织向表皮底部突出,形成许多嵴状或乳头状突起,称为真皮乳头(dermal papilla),使表皮与真皮的连接面扩大,有利于两者牢固连接,并便于表皮从真皮的组织液中获得营养。乳头层毛细血管丰富,有许多游离神经末梢,在手指等触觉灵敏的部位常有触觉小体。富含毛细血管的乳头称为血管乳头;富含游离神经末梢和触觉小体的乳头称为神经乳头。

2.网织层　网织层(reticular layer)在乳头层下方,较厚,是真皮的主要组成部分,与乳头层无明显分界(图12-1)。网织层由致密结缔组织组成,粗大的胶原纤维束交织成网,并含有许多弹性纤维,使皮肤有较大的韧性和弹性。随着年龄的增长,此层中的部分胶原纤维变性、弹性纤维减少或弹性减弱,故皮肤变得松弛且皱纹增加。网织层内还含有较多的血管、淋巴管、神经、毛囊、皮脂腺、汗腺和环层小体等(图12-1,图12-2)。

第二节　皮下组织

皮下组织(hypodermis)即解剖学中所称的浅筋膜,由疏松结缔组织和脂肪组织组成(图12-1,图12-2)。皮下组织将皮肤与深部的组织连接一起,使皮肤有一定的可动性,同时还有缓冲、保温、能量储存等作用。皮下组织的厚度因个体、年龄、性别和部位而有较大的差别。腹部皮下组织中的脂肪组织丰富,厚度可达3cm以上,眼睑、阴茎和阴囊等部位皮下组织最薄,不含脂肪组织。分布到皮肤的血管、淋巴管和神经由皮下组织通过,毛囊和汗腺也常延伸到此层组织中。

第三节 皮肤的附属结构

一、毛

人体除手掌、足底等部位外,大部分皮肤都长有毛(hair)。毛的粗细、长短和颜色因部位不同而有差别,如头发、胡须和腋毛等较粗、较长,并富含黑色素;其余部分的毛细软而短,含色素少,但毛的基本结构相同。

1. 毛的结构　露在皮肤外面的毛称为毛干(hair shaft)(图 12-2,图 12-8~图12-10),埋在皮肤内的称为毛根(hair root)。包绕毛根的组织为毛囊(hair follicle)。毛根和毛囊的下端合为一体,成为膨大的毛球(hair bulb),毛球底面向内凹陷,结缔组织伸入其中,形成毛乳头(hair papilla)。毛乳头内含有丰富的血管和神经。毛球是毛和毛囊的生长点,毛乳头对毛的生长起诱导和营养作用。若毛乳头被破坏,毛即停止生长并脱落。

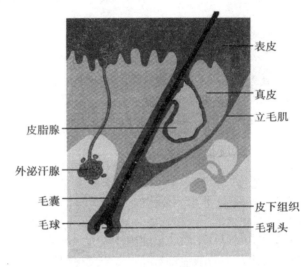

图 12-8　皮肤附属器模式图

毛干和毛根由排列规则的角化上皮细胞组成,细胞内充满角蛋白并含有数量不等的黑色素。毛囊由内层的上皮根鞘和外层的结缔组织根鞘组成。毛囊上皮根鞘又分为内根鞘(inner root sheath)和外根鞘(outer root sheath)两层,内根鞘紧贴在毛根的外周,由毛球发生而来,由数层细胞构成,在皮脂腺开口处的上方退化消失;外根鞘与表皮相延续,来自表皮生发层(图 12-10)。毛囊外层即为由致密结缔组织构成的结缔组织根鞘。

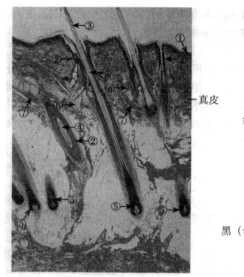

图 12-9　人头皮光镜图像
①表皮;②毛囊;③毛干;④毛根;
⑤毛球;⑥皮脂腺;⑦立毛肌

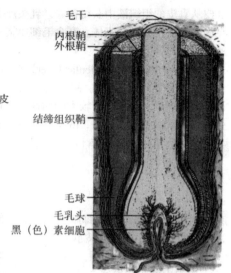

毛干
内根鞘
外根鞘

结缔组织鞘

毛球
毛乳头
黑（色）素细胞

图 12-10　毛及毛囊结构模式图

　　毛球含有毛母质细胞(hair matrix cell)和黑(色)素细胞(图 12-10)。毛母质细胞是干细胞,呈柱状或立方形,可不断分裂增殖,向上移动,逐渐角化,形成毛根和内根鞘的细胞。黑(色)素细胞位于毛母质细胞之间,可产生并输送黑(色)素颗粒至形成毛干的上皮细胞中。毛的颜色决定于毛干内角质形成细胞含黑(色)素颗粒和黑色素量的多少。黑(色)素颗粒多时毛呈黑色或棕黑色;黑(色)素颗粒少且内含黑色素也少时呈灰色;无黑(色)素颗粒时呈白色。金黄色和红色毛的黑(色)素颗粒含褐黑色素。

　　毛和毛囊斜长在皮肤内,在它们与皮肤表面成钝角的一侧,有一束平滑肌连接毛囊和真皮,称为立毛肌(arrestor pilli muscle)。它一端附着在毛囊上,另一端与真皮乳头层的结缔组织相连。立毛肌受交感神经支配,当寒冷或情绪紧张激动时,立毛肌收缩,可使毛发竖立,皮肤呈现鸡皮样,同时也有助于皮脂腺排除分泌物。

　　2.毛的生长和更新毛有一定的生长周期,身体各部位毛的生长周期长短不等,有的仅有数月,头发生长周期较长,可达 3～5 年。生长期的毛囊长,毛球和毛乳头也大。此时毛母质细胞分裂活跃,使毛生长。由生长期转入退化期,即是换毛的开始。此时毛囊变短,毛球和毛乳头萎缩,毛母质细胞停止分裂并发生角化,毛根与毛球和毛囊连接不牢。在旧毛脱落之前,毛囊底端形成新的毛球和毛乳头,生长新毛。新毛长入原有毛囊内,将旧毛推出,新毛伸到皮肤外面。

二、皮脂腺

皮脂腺(sebaceous gland)大多位于毛囊和立毛肌之间,为泡状腺,由分泌部和导管部组成(图 12-11)。除手掌、脚掌等处外,其余部位的皮肤均含皮脂腺,头皮和面部皮脂腺更为密集。

1.分泌部 皮脂腺的分泌部由一个或几个囊状腺泡构成,腺泡为多层细胞组成。腺泡周边部是一层较小的幼稚细胞,称为基细胞。基细胞小,立方形,细胞核染色浅,细胞质嗜碱性。电镜下,基细胞含有许多游离核糖体、线粒体和大量的张力丝,核

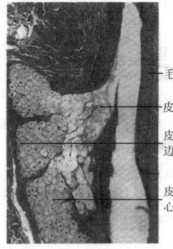

图 12-11 人头皮皮脂腺光镜像

质比例高,可见小脂滴。基细胞是干细胞,有活跃的增殖能力,可不断生成新的腺细胞。新生的腺细胞逐渐变大,并向腺泡中心移动,细胞质中形成越来越多的小脂滴。腺泡中心的细胞又称为皮脂细胞(sebaceous cell),属于脂类分泌细胞。皮脂细胞更成熟,体积更大,呈多边形,电镜下可见细胞内充满脂滴和溶酶体,细胞核固缩,细胞器消失。在近导管处,皮脂细胞最终在溶酶体的作用下解体,连同脂滴一起排出,即为皮脂(sebum)。皮脂腺没有肌上皮细胞,但立毛肌的收缩,挤压皮脂腺分泌部,使皮脂经粗而短的导管排放到毛囊或直接排放到皮肤表面。皮脂腺的更新为 21~25 天,而从细胞合成到外分泌皮脂需要 8 天。皮脂腺的发育和分泌受性激素和肾上腺皮质激素的调节,青春期分泌活跃。皮脂是油脂性混合物,含有三酰甘油、游离脂肪酸、磷脂和脂化的胆固醇等,具有柔润皮肤、保护毛发和杀菌作用。当皮脂腺分泌旺盛且导管阻塞时,可形成痤疮。随着年龄的增长,皮脂腺萎缩,皮脂分泌减少,以至皮肤和毛均干燥且失去光泽。

2.导管部 导管部由复层扁平上皮构成,短而粗,多开口于毛囊上段,也有直接开口于皮肤表面的。

三、汗腺

汗腺(sweat gland)为单曲管状腺,根据分泌方式、分泌物的性质以及腺所在的部位可分为外泌汗腺和顶泌汗腺两种。

1.外泌汗腺 外泌汗腺(eccrine sweat gland)又称为局泌汗腺,即通常所指的

汗腺,其遍布全身大部分皮肤中(图 12-
2,图 12-8,图 12-12),以手掌和足底等
处最多。外泌汗腺由分泌部和导管部组
成。分泌部为较粗的管状腺,盘曲成团,
位于真皮深层和皮下组织中。腺腔较小,
由单层锥体形、立方形或矮柱状细胞组
成,HE 染色标本上能见到明暗两种细
胞。明细胞基部较宽,细胞核圆形,位于
基底部,细胞质着色较浅,主要分泌水和
电解质;暗细胞顶部较宽大,基部细小,细
胞核椭圆形,主要分泌黏蛋白。在腺细胞
与基膜之间有肌上皮细胞,其收缩有助于

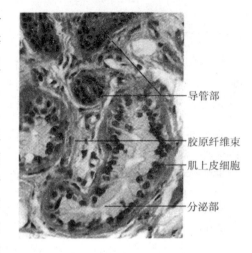

图 12-12　人皮肤外泌汗腺光镜像

腺细胞以胞吐的方式(即局浆分泌方式)排出汗液。汗腺的导管较细,由两层小立
方形细胞组成,细胞质嗜碱性、着色较深。导管从真皮深部上行,进入表皮后,呈螺
旋形上升,开口于皮肤表面的汗孔。

　　腺细胞分泌的汗液中除有大量水分外,还有钠、钾、氯、乳酸盐和尿素等。导管
部能吸收一部分钠和氯。汗液分泌可散发机体热量、调节体温、湿润皮肤和排泄代
谢产物。

　　2.顶泌汗腺　顶泌汗腺(apocrine sweat gland)又称为大汗腺,主要分布在腋
窝、乳晕、肛门及会阴等处。其分泌部管径较粗,管腔大,由一层扁平、立方或矮柱
状细胞围成。分泌时,顶部细胞质连同分泌物一起排放到腺腔(即顶浆分泌)。导
管细而直,由两层立方细胞围成,开口于毛囊上段。分泌物为较黏稠的乳状液,含
蛋白质、糖类和脂类。当被细菌分解后产生臭味。若分泌过盛而致气味过浓时,则
发生狐臭。腺体的分泌活动受性激素的影响,青春期分泌较旺盛,至老年时逐渐退
化。在女性随着月经周期的变化,大汗腺可有周期性的分泌活动。

　　四、指(趾)甲

　　指(趾)甲(nail)是指(趾)端背面的硬角质板,由多层紧密排列的角化细胞组
成(图 12-13)。指(祉)甲由甲体(nail body)及其周围和下方的几部分组织组成。
甲体是长在指(趾)末端背面的外露部分,由多层连接牢固的角化细胞构成。甲体
下面的组织称为甲床(nail bed),由表皮的基底层、棘层和真皮延续组成,真皮内富
含血管,并有特别的动-静脉吻合,还有丰富的感觉神经末梢。甲体的近端埋在皮

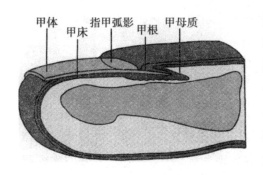

甲体　甲床　指甲弧影　甲根　甲母质

图 12-13　指甲纵切面模式图

肤内,称为甲根(nail root)。甲体两侧嵌在皮肤所形成的甲襞(nail fold)内。甲襞与甲体之间的沟为甲沟。甲体近侧部位表面显现半月形白色区域,称为指(趾)甲弧影,以拇指最为明显。甲根附着处的甲床,其基底层细胞分裂活跃,称为甲母质(nail matrix),是甲体的生长区。甲母质新生的细胞发生角化,并向甲体方向移动,不断形成甲体的细胞,使甲体生长,指(趾)甲受损或拔出后,如甲母质保留,甲仍能再生。甲的生长速度受年龄、外界温度和其他因素的影响,平均每个月生长 1~2mm。甲对指(趾)末节起保护作用。

第十三章 内分泌系统

内分泌系统(endocrine system)由独立的内分泌腺(如甲状腺、肾上腺和垂体等)和分布于其他器官内的内分泌腺或内分泌细胞(如胰岛、卵泡、睾丸间质细胞和胃肠内分泌细胞等)组成。

内分泌腺的结构特点是:腺细胞排列成索状、团状或围成滤泡状,腺细胞间有丰富的毛细血管,无导管。内分泌细胞的分泌物称为激素(hormone)。大多数内分泌细胞分泌的激素通过血液循环作用于远处的特定细胞。少部分内分泌细胞分泌的激素可直接作用于邻近的细胞,称为旁分泌(paracrine)。每种激素作用的特定器官或特定细胞,称为这种激素的靶器官(target organ)或 IE 细胞(target cell)。IE细胞具有与相应激素结合的受体,激素与受体结合后激发生物效应。

激素根据化学性质分为含氮激素(包括氨基酸衍生物、胺类、肽类和蛋白质类激素)和类固醇激素两大类。机体绝大部分内分泌细胞为含氮激素分泌细胞,其电镜结构特点与蛋白质分泌细胞相似,即细胞质内含有丰富的粗面内质网和发达的高尔基复合体,以及有质膜包被的分泌颗粒等。类固醇激素分泌细胞仅包括肾上腺皮质和性腺的内分泌细胞,其电镜结构特点是,细胞质内含有丰富的滑面内质网、较多的管状嵴线粒体和大量的脂滴,无膜被分泌颗粒。

第一节 甲状腺

甲状腺(thyroid gland)位于颈前部,分左右两叶(lobe),中间以峡部(isthmus)相连。甲状腺表面包被有薄层结缔组织被膜(capsule)。结缔组织伸入腺实质(parenchyma),将其分成许多大小不等、界线不清的小叶(lobule)。每个小叶内含有20~40 个甲状腺滤泡(thymid follicle)和许多滤泡旁细胞(图 13-1,图 13-2)。滤泡(follicle)是甲状腺的结构和功能单位,呈圆形、椭圆形或不规则形,大小不等,直径为 0.02~0.9mm。滤泡由单层的滤泡上皮细胞(follicular epithelial cell)围成,滤泡腔内充满胶质(colloid),它是滤泡上皮细胞的分泌物在腔内的存在形式,即碘化的甲状腺球蛋白(iodinated thyroglobulin),在切片上呈均质状、嗜酸性。滤泡间有少量结缔组织和丰富的有孔毛细血管和毛细淋巴管(图 13-1)。胶质边缘常见空泡,是滤泡上皮细胞吞饮胶质所致。

一、滤泡上皮细胞

滤泡上皮细胞(follicular epithelial cell)是组成滤泡的主要细胞,通常为立方形,可随功能状态不同而发生形态变化。功能活跃时,滤泡上皮细胞增高呈柱状,滤泡腔内胶质减少;反之,细胞变矮呈扁平状,滤泡腔内胶质增多。细胞核圆形,位于中央,细胞质弱嗜碱性。电镜下,滤泡上皮细胞的游离面有少量微绒毛,细胞质内有较丰富的粗面内质网和较多的线粒体,溶酶体呈散在分布,较发达高尔基复合体位于细胞核上区。顶部细胞质内含有电子密度中等、体积很小的分泌颗粒,还有从滤泡腔摄入的低电子密度的胶质小泡。滤泡上皮基底面有完整的基膜。基膜外结缔组织中富含有孔毛细血管和毛细淋巴管。

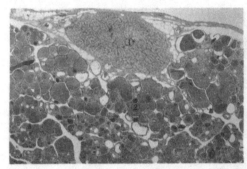

图 13-1　狗甲状腺及甲状旁腺低倍光镜像
①滤泡旁细胞;②滤泡腔

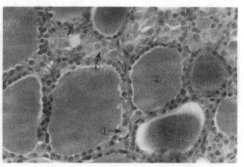

图 13-2　狗甲状腺高倍光镜像
①甲状旁腺;②甲状腺

滤泡上皮细胞合成和分泌甲状腺激素(thyroid hormone)。甲状腺激素的形成经过合成、贮存、碘化、重吸收、分解和释放等过程(图 13-3)。滤泡上皮细胞从血中摄取氨基酸,在粗面内质网合成甲状腺球蛋白的前体,继而在高尔基复合体加糖并浓缩形成分泌颗粒,再以胞吐方式排放到滤泡腔内贮存。滤泡上皮细胞能从血中摄取 I^-,它在过氧化物酶的作用下活化,再进入滤泡腔与甲状腺球蛋白结合成碘化的甲状腺球蛋白。

滤泡上皮细胞在腺垂体分泌的促甲状腺激素的作用下,胞吞滤泡腔内的碘化甲状腺球蛋白,成为胶质小泡。胶质小泡与溶酶体融合,小泡内的甲状腺球蛋白被水解酶分解,形成大量甲状腺素(thyroxine, T_4)[即(四碘甲腺原氨酸)]和少量 3,5,3′-三碘甲腺原氨酸(3,5,3′-triiodothyronine, T_3), T_3 和 T_4 于细胞基底部释放入毛细血管。

甲状腺素能促进机体的新陈代谢,提高神经兴奋性,促进生长发育;尤其对婴幼儿的骨骼发育和中枢神经系统发育影响显著,小儿甲状腺功能低下,不仅身材矮小,而且脑发育障碍,导致呆小症。成人甲状腺功能低下则引起新陈代谢率和中枢神经系统兴奋性降低,表现为精神呆滞、记忆力减退、毛发稀少以及黏液性水肿等。甲状腺功能过高时,可导致甲状腺功能亢进症,出现明显的中枢神经系统兴奋性增高的表现,同时引起心血管、消化等系统功能的紊乱。

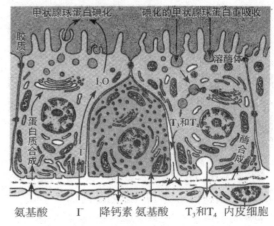

图 13-3　甲状腺滤泡上皮细胞和滤泡旁细胞电镜结构模式图及甲状腺激素和降钙素合成与分泌示意图

二、滤泡旁细胞

滤泡旁细胞(parafollicular cell)又称为亮细胞(clear cell)或 C 细胞,常成群分布于滤泡间的结缔组织内或单个散在于滤泡上皮细胞之间。在 HE 染色标本上,滤泡旁细胞比滤泡上皮细胞稍大,着色略淡(图 13-2)。镀银染色可明显显示其分布位置和形态(图

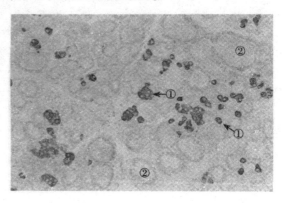

图 13-4　狗甲状腺镀银染色光镜像,示滤泡旁细胞
①滤泡旁细胞;②滤泡腔

13-4)。电镜下,滤泡上皮细胞之间的滤泡旁细胞位于基膜上,顶部常被邻近的滤泡上皮细胞覆盖,不与滤泡腔胶质接触。细胞基底部的细胞质内含有许多质膜包被的分泌颗粒。细胞以胞吐方式释放颗粒内的降钙素(calcitonin)。降钙素是一种多肽,可促进成骨细胞的活动,使骨盐沉着于类骨质,并抑制胃肠道和肾小管对 Ca^{2+} 的吸收,从而使血钙降低。此外,滤泡旁细胞还合成和分泌降钙素基因相关肽(calcitonin gene related peptide,CGRP),参与调节机体的多种活动。

第二节　甲状旁腺

甲状旁腺(parathyroid gland)有上下两对,呈扁椭圆形,位于甲状腺左、右叶的背面。腺表面包有结缔组织被膜,实质内腺细胞排列成团索状,间质中有丰富的有孔毛细血管。腺细胞分主细胞和嗜酸性细胞两种(图13-5)。

1. 主细胞　主细胞(chief cell)数量最多,呈多边形,细胞核圆形,居中,HE染色,细胞质着色浅。主细胞分泌甲状旁腺激素(parathyroid hormone),主要作用于骨细胞和破骨细胞,使骨盐溶解,并能促进肠及肾小管吸收钙,从而使血钙升高。在甲状旁腺激素和降钙素共同调节下,维持血钙的恒定。

2. 嗜酸性细胞　嗜酸性细胞(oxyphil cell)呈单个或成群分布于主细胞之间,细胞为多边形,体积较主细胞大,细胞核较小,染色深,细胞质内含有许多嗜酸性颗粒。电镜下,细胞质内的嗜酸性颗粒为线粒体。嗜酸性细胞从青春期开始出现,并随年龄增长而增多,但其功能目前仍不清楚。

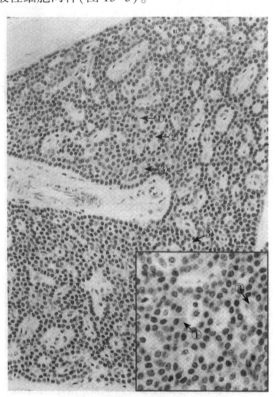

图13-5　猴甲状旁腺低倍和高倍(右下图)光镜像
①嗜酸性细胞;②主细胞;③毛细血管

第三节　肾上腺

肾上腺位于左、右肾的上方,右侧呈锥体形,左侧呈半月形。肾上腺表面以结缔组织被膜包被,少量结缔组织伴随血管和神经伸入腺实质内。肾上腺实质由周边的皮质和中央的髓质两部分构成(图13-6)。皮质来自中胚层,腺细胞具有分泌类固醇激素细胞的结构特点。髓质来自外胚层,腺细胞具有分泌含氮激素细胞的结构特点。

一、皮质

皮质(cortex)占肾上腺体积的80%~90%,根据皮质细胞的形态结构和排列特征,可将皮质分为3个带,即球状带、束状带和网状带,3个带之间并无截然的界线(图13-6,图13-7)。

1. 球状带　球状带(zona glomerulosa)位于被膜下方,较薄,约占

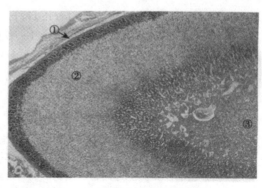

图13-6　猴肾上腺低倍光镜像
①被膜;②皮质;③髓质

皮质总体积的15%。细胞聚集成团球状,细胞团之间为窦状毛细血管和少量结缔组织(图13-8)。细胞较小,呈矮柱状或多边形,细胞核小、染色深,细胞质较少,内含少量脂滴。球状带细胞分泌盐皮质激素(mineralocorticoid),主要是醛固酮(aldosterone),可促进肾远曲小管和集合小管重吸收 Na^+ 及排出 K^+ ,同时也刺激胃黏膜、唾液腺及汗腺导管吸收 Na^+ ,使血 Na^+ 浓度升高,K^+ 浓度降低,维持血容量于正常水平。盐皮质激素的分泌受肾素-血管紧张素系统(renin - angiotensin system)的调节。

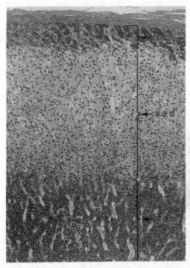

图13-7　猴肾上腺皮质高倍光镜像

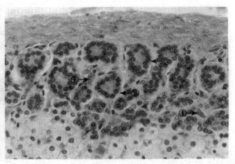

图13-8　猴肾上腺皮质球状带高倍光镜像
①毛细血管;②球状带细胞

2. 束状带　束状带(zona fasciculata)是皮质中最厚的部分,约占皮质总体积的78%。细胞排列成单行或双行细胞索,索间为窦样毛细血管和少量结缔组织。细胞体积较大,呈多边形,细胞核圆形,较大,着色浅。细胞质内含大量脂滴,在常规HE染色标本中,因脂滴被溶解,故细胞质染色浅而呈泡沫状(图13-9)。束状带细胞分泌糖皮质激素(glucocorticoid),主要为皮质醇(cortisol),可促使蛋白质及脂肪分解并转变成糖(糖异生),还有抑制免疫应答及炎症反应等作用。糖皮质激素的分泌受腺垂体细胞分泌的促肾上腺皮质激素(ACTH)的调节。

3. 网状带　网状带(zona reticularis)位于皮质最内层,约占皮质总体积的7%。细胞排列成条索状并相互吻合成网,其间为窦状毛细血管和少量结缔组织。细胞较小,细胞核小、染色较深,细胞质内含较多脂褐素(lipofuscin pigment)和少量脂滴,故染色深(图13-10)。网状带细胞主要分泌雄激素(androgen)、少量雌激素(estrogen)和糖皮质激素,受促肾上腺皮质激素的调节。

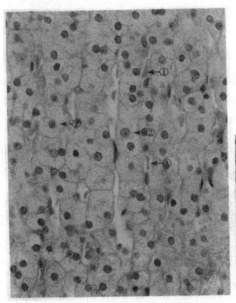
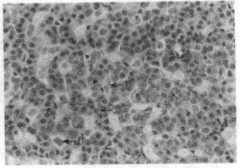

图13-9　猴肾上腺皮质束状带高倍光镜像
①毛细血管;②束状带细胞

图13-10　猴肾上腺皮质网状带高倍光镜像
①毛细血管;②网状带细胞

(二)髓质

髓质(medulla)位于肾上腺的中央,主要由排列成团状或索状的髓质细胞(medullary cell)组成,其间为窦状毛细血管和少量结缔组织,髓质中央有中央静脉(图13-11)。髓质细胞较大,呈多边形,如用含铬盐的固定液固定标本,细胞质内可见黄褐色的嗜铬颗粒,因而髓质细胞又称为嗜铬细胞(chromaffin cell)。另外,髓质内还有少量交感神经节细胞,其细胞体较大,散在分布于髓质内(图13-12)。

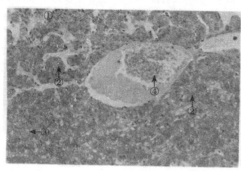 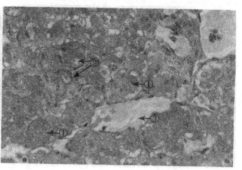

图13-11　猴肾上腺髓质低倍光镜像,
示嗜铬细胞
①网状带;②嗜铬细胞;
③交感神经节;④中央静脉

图13-12　猴肾上腺髓质高倍光镜像,
示交感神经节细胞
①嗜铬细胞;②交感神经节细胞;③中央静脉

电镜下,嗜铬细胞最显著的特征是细胞质内含大量电子密度高的膜被分泌颗粒。根据颗粒内白物的不问,可将嗜铬细胞分为两种:一种为肾上腺素分泌细胞(epinephrine-secreting cell),颗粒内含肾上腺素(epinephrine)。肾上腺素分泌细胞数量多,约占髓质细胞的80%以上。另一种为去甲肾上腺素分泌细胞(norepinephrine-secreting cell),颗粒内含去甲肾上腺素(norepinephrine)。肾上腺素和去甲肾上腺素为儿茶酚胺类(catecholamine)物质,它们与嗜铬颗粒蛋白等组成复合物贮存在颗粒内。嗜铬细胞的分泌活动受交感神经节前纤维支配,交感神经兴奋时,神经末梢释放乙酰胆碱,引起髓质细胞释放肾上腺素或去甲肾上腺素。肾上腺素使心率加快、心脏和骨骼肌的血管扩张;去甲肾上腺素使血压增高,心脏、脑和骨骼肌内的血流加速。

三、肾上腺的血管分布

肾上腺动脉进入被膜后形成小动脉血管网,其中大部分分支形成窦状毛细血管网,经皮质进入髓质,并与髓质毛细血管相连。少数小动脉穿过皮质直接进入髓质,形成窦状毛细血管。髓质内的毛细血管汇合成小静脉,再有多条小静脉汇合成一条中央静脉,经肾上腺静脉离开肾上腺。因此,流经髓质的血液大部分来自皮质,含较高浓度的皮质激素,其中的糖皮质激素可增强嗜铬细胞所含的N-甲基转移酶的活性,使去甲肾上腺素甲基化,成为肾上腺素,由此可见,肾上腺皮质与髓质在功能上是密切相关的一个整体。

第四节 垂 体

垂体(hypophysis)是位于颅底蝶鞍垂体窝内的一椭圆形小体,借助垂体柄悬吊于下丘脑的下方,重约0.5g。表面包被有结缔组织被膜。垂体由腺垂体(adenohypophysis)和神经垂体(neurohypophysis)两部分组成。腺垂体分为远侧部、中间部和结节部3部分。神经垂体分为神经部和漏斗两部分,漏斗与下丘脑相连,包括漏斗柄和正中隆起。远侧部最大,中间部位于远侧部和神经部之间,结节部围在漏斗周围。远侧部又称为前叶(anterior lobe),神经垂体的神经部和腺垂体的中间部合称为后叶(Posterior lobe)(图13-13)。

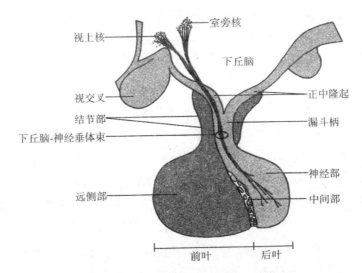

图13-13 人下丘脑与垂体矢状面结构模式图

一、腺垂体

1. 远侧部 远侧部(pars distalis)是构成垂体的主要部分,约占垂体的75%。腺细胞排列成团索状或围成小滤泡,其间有丰富的窦状毛细血管和少量结缔组织。在HE染色切片中,依据腺细胞着色的差异,可将其分为嗜色细胞(chromophil)和嫌色细胞(chromophobe)两类;嗜色细胞又分为嗜酸性细胞和嗜碱性细胞两种(图13-14),各种腺细胞均具有含氮类激素分泌细胞的电镜结构特点,可根据腺细胞分泌的不同激素进行命名。

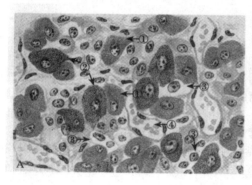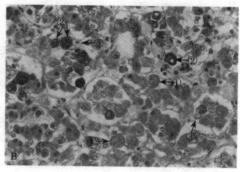

图 13-14　人垂体远侧部

A. 高倍光镜模式图；B. 高倍光镜像

①嗜酸性细胞；②嗜碱性细胞；③嫌色细胞；④毛细血管

（1）嗜酸性细胞（acidophil）：数量较多，约占远侧部腺细胞总数的 40%。细胞呈圆形或椭圆形，细胞体较大，直径为 14~19μm，细胞质内含嗜酸性颗粒。根据所分泌激素的不同，嗜酸性细胞分为两种：

①促生长激素细胞（somatotroph）：数量较多，电镜下，细胞质内可见许多高电子密度的膜被分泌颗粒，直径为 300~400nm。该细胞合成和分泌生长激素（growth hormone，GH）。GH 能促进体内多种代谢过程，尤其是刺激骺软骨生长，使骨增长。在未成年时期，生长激素分泌不足可致侏儒症（midgetism），分泌过多则引起巨人症（gigantism）；成人生长激素分泌过多会引发肢端肥大症（acromegaly）。

②促乳激素细胞（mammotmph）：男女两性的垂体均有此种细胞，女性更多。电镜下，细胞质内分泌颗粒较少，大小不一，直径为 200~700nm，在妊娠和哺乳期细胞增多、增大。该细胞分泌催乳素（prolactin，PRL），能促进乳腺发育和乳汁分泌。

（2）嗜碱性细胞（basophil）：数量较嗜酸性细胞少，约占远侧部腺细胞总数的 10%。自胞呈椭圆形或多边形，直径为 15~25μm。细胞质内含嗜碱性颗粒。嗜碱性细胞分为 3 种：

①促甲状腺激素细胞（thyrotroph）：电镜下，细胞质内分泌颗粒直径为 100~150nm 分布在细胞质边缘。该细胞合成和分泌促甲状腺激素（thyroid-stimulating hormone，TSH）。TSH 能促进甲状腺素的合成和释放。

②促肾上腺皮质激素细胞（corticotmph）：电镜下，细胞质内分泌颗粒直径为 400~550nm。该细胞合成和分泌促肾上腺皮质激素（adrenocortic otropichormone，ACTH）和促脂解素（lipotropic hormone，LPH）。ACTH 主要促进肾上腺皮质束状带细胞分泌糖皮质激素。LPH 作用于脂肪细胞，使其产生脂肪酸。

③促性腺激素细胞（gonadotroph）：电镜下，细胞质内分泌颗粒直径为200~400nm。该细胞合成和分泌促卵泡素（follicle-stimulating hormone，FSH）和促黄体素（luteinizing hormone，LH）。FSH 在女性促进卵泡发育，在男性则刺激生精小管的支持细胞合成雄激素结合蛋白，以促进精子的发生。LH 在女性促进排卵和黄体形成，在男性则刺激睾丸间质细胞分泌雄激素，故又称为间质细胞刺激素（interstitial cell stimulating hormone）。

（3）嫌色细胞：数量多，约占远侧部腺细胞总数的 50%，体积小，呈圆形或多边形，细胞质少，着色浅，细胞界线不清楚。电镜下，部分嫌色细胞的细胞质内含少量分泌颗粒，因此认为这些细胞可能是脱颗粒的嗜色细胞，或是处于形成嗜色细胞的初期阶段；其余大多数嫌色细胞具有长的分支突起，伸入腺细胞之间起支持作用。

2. 中间部　中间部（pars intermedia）是位于远侧部与神经部之间的狭窄部分（图 13-15A，图 13-16）。

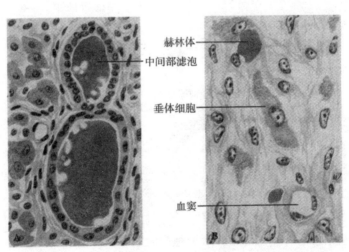

图 13-15　人垂体中间部（A）和神经部（B）光镜结构模式图

人垂体的中间部不发达，只占垂体的 2% 左右，由嫌色细胞、嗜碱性细胞和一些由立方上皮细胞围成的大小不等的滤泡组成，滤泡内含胶质。鱼类和两栖类动物的中间部细胞分泌黑（色）素细胞刺激素（melanocyte-stimulating hormone，MSH）。MSH 作用于皮肤黑素细胞，促进黑色素的合成和扩散，使皮肤颜色变深。

3. 结节部　结节部（pars tuberalis）包围着神经垂体的漏斗，在漏斗的前方较厚，后方较薄或缺如。此部含有丰富的纵行毛细血管，腺细胞呈索状纵向排列于血管之间，细胞较小，主要是嫌色细胞，其间有少量嗜酸性和嗜碱性细胞。此处的嗜碱性细胞分泌促性腺激素。

　　4.腺垂体的血管分布及其与下丘脑的关系　　腺垂体主要由垂体上动脉供应血液。垂体上动脉从结节部上端伸入神经垂体的漏斗,在该处分支并吻合形成袢状的窦状毛细血管网,称为第一级(初级)毛细血管网。这些毛细血管网汇集形成数条垂体门微静脉,下行进入远侧部,再度形成窦状毛细血管,称为第二级(次级)毛细血管网。垂体门微静脉及其两端的毛细血管网共同构成垂体门脉系统(hypophyseal portal system)。远侧部的毛细血管最后汇集成小静脉,注入垂体周围的静脉窦(图13-17)。

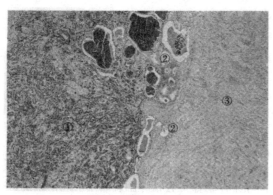

图13-16　人垂体远侧部、中间部、神经部光镜像
①远侧部;②中间部;③神经部

　　下丘脑的弓状核(arcuate nuclei)等神经核的神经元,具有内分泌功能,称为神经内分泌细胞(neuroendocrine neuron)。这些细胞的轴突伸至神经垂体漏斗,构成下丘脑垂体束,将产生的多种激素通过轴突运输并释放入漏斗处的第一级毛细血管网,继而经垂体门微静脉到达腺垂体远侧部的第二级毛细血管网,分别调节远侧部各种腺细胞的分泌活动(图13-17)。

其中对腺细胞分泌起促进作用的激素,称为释放激素(releasing hormone,RH);对腺细胞分泌起抑制作用的激素,则称为释放抑制激素(release inhibiting hormone,RIH)。目前已知的释放激素有:生长激素释放激素(GRH)、催乳素释放激素(PRH)、促甲状腺激素释放激素(TRH)、促肾上腺皮质激素释放激素(CRH)、促性腺激素释放激素(GnRH)及黑(色)素细胞刺激素释放激素(MSRH)等。释放抑制激素有:生长激素释放抑制激素(或称为生长抑素,SOM)、催乳素释放抑制激素(PIH)和黑(色)素细胞刺激素释放抑制激素(MSIH)等。由此可见,下丘脑通过所产生的释放激素和释放抑制激素,经垂体门脉系统调节腺垂体内各种细胞的分泌活动,使下丘脑和腺垂体形成一个功能整体,故将此称为下丘脑-腺垂体系。

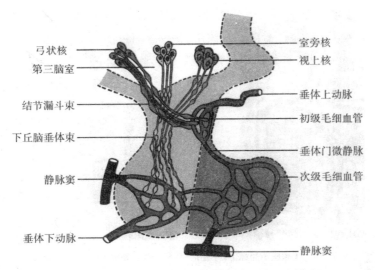

弓状核
第三脑室
结节漏斗束
下丘脑垂体束
静脉窦
垂体下动脉

室旁核
视上核
垂体上动脉
初级毛细血管
垂体门微静脉
次级毛细血管
静脉窦

图 13-17　下丘脑与垂体的关系及垂体血管分布模式图

(二)神经垂体

1. 神经垂体的结构　神经垂体主要由无髓神经纤维和神经胶质细胞组成,含有较丰富的窦状毛细血管(图 13-16,图 13-17)。

(1)无髓神经纤维:神经垂体的无髓神经纤维(unmyelinated nerve fiber)来自下丘脑视上核(supraoptic nucleus)和室旁核(paraventricular nucleus)的神经内分泌细胞的轴突。它们的轴突经漏斗进入神经垂体的神经部,组成下丘脑神经垂体束。这些神经内分泌细胞除具有一般神经元的结构外,细胞体内含有许多分泌颗粒。分泌颗粒沿轴突下行运输到神经部,在轴突沿途和终末,分泌颗粒常聚集成团,使轴突呈串珠状膨大,在 HE 染色标本中呈现为大小不等的嗜酸性团块,称为赫林体(Herring body)(图 13-18),即轴突内分泌颗粒大量聚集所成的结构。

(2)神经胶质细胞:神经部的胶质细胞(glial cell)又称为垂体细胞(pituicyte),分布于神经纤维之间,细胞形状和大小不一,通常有数个突起(图 13-18)。垂体细胞具有支持和营养神经纤维的作用。

2. 神经垂体及其与下丘脑的关系　视上核和室旁核的神经内分泌细胞合成抗利尿激素(antidiuretic hormone,ADH)和催产素(oxytocin,OXT),通过其轴突运输至神经部,由此Ⅰ进入窦状毛细血管,再经血液到达靶器官。抗利尿激素主要促进肾远曲小管和集合管重吸收水,使尿液浓缩。抗利尿激素分泌若减少,会导致尿崩症(diabetes insipidus);若分泌超过生理剂量,可导致小动脉平滑肌收缩,血压升高,故又称为血管升压素(vassopressin)。催产素可引起子宫平滑肌收缩,有助于孕妇分娩,还可促进乳汁分泌。由此可见,神经垂体和下丘I脑是结构和功能的统一体,两者之间的神经纤维构成下丘脑垂体束(hypothalamohypophyseal tract),神经垂体是下丘脑激素的贮存和释放部位。

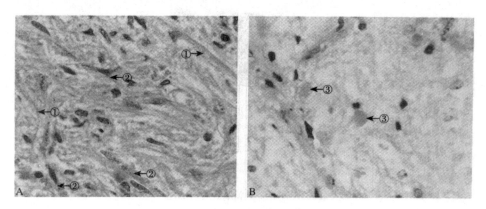

图 13-18　　人垂体神经部光镜像
①无髓神经纤维;②垂体细胞;③赫林体

(三)下丘脑和腺垂体与其他内分泌腺的相互关系

内分泌腺的分泌活动除受神经系统的调控外,内分泌腺之间的相互协调也是很重要的,其中下丘脑和垂体与其他几种腺体之间的相互调节最为重要(图13-19)。一方面,下丘脑弓状核等处的神经内分泌细胞分泌的释放激素和释放抑制激素,通过垂体门脉系统调节腺垂体各种腺细胞的分泌活动;腺垂体分泌的各种激素又调节相应的靶器官和靶细胞的活动。另一方面,靶细胞的分泌物或血液中某种物质浓度的变化,反过来又可影响相应内分泌腺的分泌活动,这种调节称为反馈。反馈调节是机体生理活动最重要的调节方式。譬如,下丘脑的神经内分泌细胞分泌的促甲状腺激素释放激素,作用于腺垂体远侧部的促甲状腺激素细胞,使其分泌促甲状腺激素,进而促甲状腺激素又促使甲状腺滤泡上皮细胞合成和分泌甲状腺素,此为正反馈调节;当血液中甲状腺素达到一定水平时,则抑制下丘脑或腺垂体相应激素的分泌,使血液中甲状腺素水平下降,此为负反馈调节。当血液中甲状腺素下降到一定水平时,再以正反馈调节使激素分泌增多,以维持机体功能的稳定。

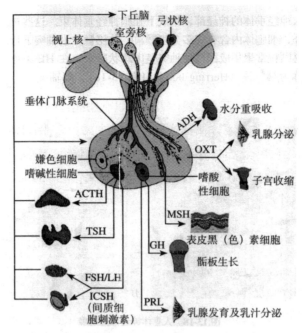

图 13-19　下丘脑和腺垂体与其他内分泌腺的关系示意图

第五节　弥散神经内分泌系统

除了独立的内分泌腺外,人体许多器官内还存在大量散在的内分泌细胞。这些内分泌细胞都能够摄取胺前体(氨基酸),并在细胞内脱羧,产生胺和肽,或只产生肽,具有这种特性的细胞统称为摄取胺前体脱羧细胞(amine precursor uptake and decarboxylation cell),简称为 APUD 细胞。

随着对 APUD 细胞研究的不断深入,后来发现神经系统内的许多神经元也能合成和分泌与 APUD 细胞相同的胺类和肽类物质。因此人们提出,将这些具有分泌功能的神经元(如下丘脑室旁核和视上核的神经内分泌细胞)和 APUD 细胞(如消化管、呼吸道的内分泌细胞),统称为弥散神经内分泌系统(diffuse neuroendocrine system,DNES)。因此,DNES 是在 APUD 细胞基础上的进一步发展和扩充。至今已知 DNES 有 50 多种细胞。DNES 把神经系统和内分泌系统两大调节系统统一起来构成一个整体,共同调节机体的生理活动。

第六节　松果体

松果体(pineal body)又称为松果腺(pineal gland)或脑上体(epiphysis),呈扁圆锥形,以细柄连于第三脑室顶。松果体表面包以软脑膜,软脑膜结缔组织伴随血管深入实质,将实质分成若干不规则的小叶。实质主要由松果体细胞(pinealocyte)、神经胶质细胞和无髓神经纤维等组成。松果体细胞数量较多,约占实质细胞的90%。在 HE 染色切片中,细胞体呈圆形或不规则形,细胞核大,染色浅,核仁明显,

细胞质少,弱嗜碱性(图 13-20)。在镀银染色的标本中,可见细胞具有两个或多个突起,短而细的突起终止在邻近细胞之间,长而粗的突起多终止在血管周围,在血管附近形成膨大的终末(图13-21)。电镜下,松果体细胞具有含氮激素分泌细胞的电镜结构特点,细胞质内常见圆形膜被分泌颗粒。松果体细胞分泌褪黑素(melatonin)。褪黑素参与调节机

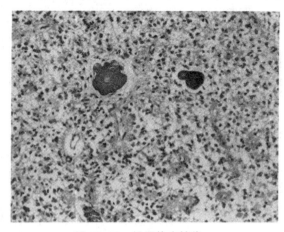

图 13-20　松果体光镜像

体的昼夜生物节律、睡眠、情绪、性成熟等生理活动。此外,细胞质内尚有一种称为突触带(synaptic ribbon)的结构,它由电子致密的杆状体和周围的许多小泡组成。在哺乳动物,突触带多分布于相邻松果体细胞相互接触处,或松果体细胞与细胞外间隙或脑脊液相接触的部位,其数目有昼夜节律变化。在成人的松果体内常见脑砂,是松果体细胞分泌物钙化而成的同心圆结构,其意义不明。

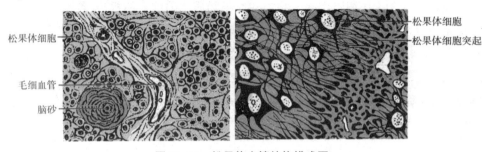

松果体细胞

毛细血管

脑砂

松果体细胞

松果体细胞突起

图 13-21　松果体光镜结构模式图

A. HE 染色;B. 镀银技术

第十四章　消化管

消化系统由消化管和消化腺组成,主要功能是对食物进行机械消化和化学消化,将摄入的大分子物质分解为小分子的氨基酸、单糖、甘油酯和脂肪酸后吸收,供给机体生长发育和能量代谢的需要。消化管是一条从口腔到肛门的连续性管道,包括口腔、咽、食管、胃、小肠和大肠。这些器官具有相似的组织结构特征,各段管壁又具有与其功能相适应的结构特点。

第一节　消化管壁的一般结构

消化管壁(除口腔和咽外)自内向外依次分为黏膜、黏膜下层、肌层和外膜4层(图14-1)。

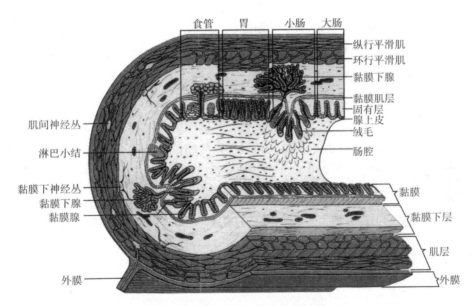

图14-1　消化管壁一般结构模式图

(一)黏膜

黏膜(mucosa)直接与食物接触,是消化管各段结构差异最大、功能最重要的部分,由上皮、固有层和黏膜肌层组成。

1. 上皮　上皮的类型依部位而异。消化管的两端,即口腔、咽、食管和肛门为复层扁平上皮,以保护功能为主,其余各段均为单层柱状上皮,以消化、吸收功能为主。胚胎时期,上皮向管壁内生长并分化形成多种腺体。

2. 固有层　固有层(lamina propria)为疏松结缔组织,细胞较多,纤维细密,富含血管和淋巴管。胃、肠固有层内还富含腺体和淋巴组织。

3. 黏膜肌层　黏膜肌层(muscularis mucosae)为薄层平滑肌,其收缩可使黏膜形态改变,促进固有层内腺体分泌物排出和血液运行,有利于食物的消化和吸收。

二、黏膜下层

黏膜下层(submucosa)为连接黏膜与肌层的结缔组织,内含血管、淋巴管和黏膜下神经丛,后者由多极神经元和无髓神经纤维组成,可调节黏膜肌的收缩和腺体的分泌。在食管和十二指肠的黏膜下层内分别含有食管腺和十二指肠腺。黏膜和部分黏膜下层在食管、胃和小肠等部位可共同向消化管腔内突起,形成皱襞。

三、肌层

除了口腔、咽、食管上段和肛管的肌层(muscularis extema)为骨骼肌外,其余大部分均为平滑肌。肌层一般分为内环行肌和外纵行肌两层,其间含有肌间神经丛,具有与黏膜下神经丛相似的结构,可调节肌层的运动。

四、外膜

外膜(adventitia)分为纤维膜(fibmsa)和浆膜(semsa)。纤维膜由薄层结缔组织构成,主要分布于食管和大肠末段,与周围组织连接并得以固定。浆膜由薄层结缔组织及表面覆盖的间皮共同构成,表面光滑,可减少器官运动的摩擦,主要分布于胃、小肠和大肠大部分。

第二节　口　腔

一、口腔黏膜的一般结构

口腔黏膜由上皮和固有层组成,无黏膜肌层。上皮为复层扁平上皮,在硬腭处有角化层。固有层结缔组织突向上皮形成乳头,其内含丰富的毛细血管,使新鲜黏

膜呈现红色。乳头及上皮内有许多感觉神经末梢。固有层内还含有黏液性和浆液
性的小唾液腺,黏膜深层与骨骼肌或骨膜相连。口腔底部上皮菲薄,利于某些物质
的通透与吸收,舌下含服药物就是依据这种结构基础研制的。

二、舌

　　舌由表面的黏膜和深部舌肌组成。黏膜由复层扁平上皮和固有层构成;舌肌
由纵横交错的骨骼肌纤维组成。舌根部黏膜内含有许多淋巴小结,构成舌扁桃体。
舌底部黏膜较薄,表面光滑;舌背部黏膜较厚,表面较粗糙。上皮和固有层向表面
突出形成许多乳头状隆起称为舌乳头(lingual papillae),按形态和分布部位不同主
要分为丝状乳头、菌状乳头和轮廓乳头3种。

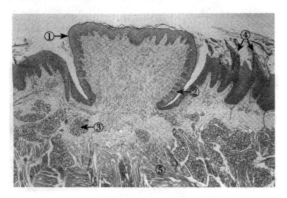

图 14-2　舌切面光镜像

①轮廓乳头;②味蕾;③味腺;④丝状乳头;⑤舌肌

　　1. 丝状乳头　丝状乳头(fili-
form papillae)数量最多,遍布于舌
背。乳头呈圆锥状,锥尖略向咽部
倾斜(图 14-2),浅层上皮细胞角
化脱落,与黏液及食物残渣混合形
成舌苔。舌苔的改变对疾病的诊
治有一定意义。

　　2. 菌状乳头　菌状乳头(fun-
giform papillae)数量较少,分散在
丝状乳头之间,多位于舌尖与舌
缘。乳头呈蘑菇状,上皮不角化,内有味蕾。固有层内毛细血管丰富,使乳头外表
呈现红色。

　　3. 轮廓乳头　轮廓乳头(circumvallate papillae)位于舌界沟前方,有十几个。
体积较大,顶部平坦,周围的黏膜凹陷形成环沟,沟两侧的上皮内含有许多味蕾(图
14-2)。固有层有较多的浆液性味腺,导管开口于环沟底部。味腺分泌稀薄液体,
可不断冲洗味蕾表面的食物残渣,利于味蕾感受新的食物刺激。

　　味蕾(taste bud)是味觉感受器,为卵圆形小体(图 14-3),主要分布于菌状乳
头和轮廓乳头,少量散在分布于软腭、会厌及咽部等上皮内,成人有 2000~3000 个
味蕾。味蕾顶端有小孔称为味孔,基底位于基膜上,由长梭形的明细胞、暗细胞以
及味蕾底部锥体形的基细胞构成。电镜下,明细胞和暗细胞游离面均有微绒毛伸
入味孔,细胞基底部含有突触小泡样颗粒,并与味觉神经末梢形成突触。基细胞是
未分化细胞,先分化为暗细胞,再成熟为明细胞,其寿命为 10~12 天。舌不同部位

的味蕾感受不同的味觉刺激,舌尖部主要感受甜、咸味刺激,舌侧面主要感受酸味刺激,舌背部和软腭部主要感受苦味刺激。

三、牙

牙分为 3 部分,外露部分为牙冠,埋在牙槽骨内的为牙根,两者交界部分为牙颈。牙的 中央是牙髓腔,腔内充满牙髓,含结缔组织、血管和神经,开口于牙根底部的根尖孔。牙由牙本质、釉质和牙骨质构成。牙根周围的牙周膜、牙槽骨骨膜和牙龈统称为牙周组织(图 14-4)。

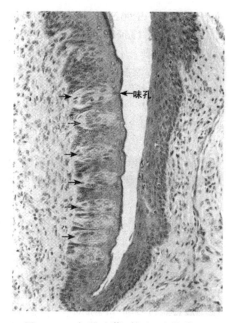

图 14-3 兔舌味蕾(箭头)光镜像

1.牙本质 牙本质(dentin)包绕牙髓腔,构成牙的主体,质地坚硬,无机成分约占 70%,主要由牙本质小管(dentinal tubule)、成牙本质细胞(odontoblast)和间质构成。牙本质小管呈放射状排列,成牙本质细胞位于牙本质内表面,呈单层排列,有突起伸入到牙本质小管内,形成牙本质纤维(dentinal fiber)。间质由胶原原纤维和钙化的基质构成,分布于牙本质小管之间。牙本质对冷、热、酸、甜和机械刺激敏感。

2.釉质 釉质(enamel)包在牙冠表面,无机成分占 96.5%,是体内最坚硬的组织。由釉柱和少

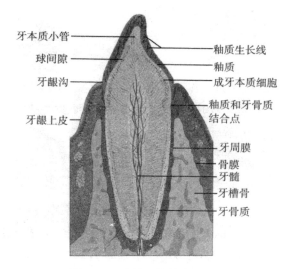

图 14-4 人牙结构模式图

量间质构成,每个釉柱由一个或几个成釉质细胞(ameloblast)形成,釉柱从与牙本质交界处向牙冠表面呈放射状排列。

3.牙骨质 牙骨质(cementum)位于牙根部,包在牙本质外面,其结构与骨质相似。

4.牙髓　牙髓(dental pulp)为疏松结缔组织,内含血管、淋巴管和神经纤维,对牙本质和釉质具有营养作用。

5.牙周膜　牙周膜(peridental membrane)是位于牙根和牙槽骨之间的致密结缔组织,其内的胶原纤维束对牙根与牙槽骨的牢固连接起重要作用。当牙周膜萎缩时,可导致牙松动或脱落。

6.牙龈　牙龈(gingiva)是口腔黏膜包覆牙颈的部分,由复层扁平上皮和固有层构成。牙龈萎缩可导致牙颈外露。

第三节　咽

咽分为口咽、鼻咽和喉咽3部分,咽壁由黏膜、肌层和外膜组成。

1.黏膜　由上皮和固有层组成。口咽、喉咽和鼻咽部分区域,黏膜表面被覆未角化的复层扁平上皮,鼻咽大部分主要覆以假复层纤毛柱状上皮。固有层结缔组织中含有丰富的淋巴组织、混合腺以及弹性纤维网。

2.肌层　由内纵行与外斜行或环行排列的骨骼肌组成,其间可有黏液腺。

3.外膜　为纤维膜,含有丰富的血管和神经纤维。

第四节　食　管

食管是运送口腔食物到胃的通道,其肌层发达,环行肌的张力使黏膜与黏膜下层突向管腔,形成7~10条纵行皱襞,食物通过时皱襞消失(图14-5)。

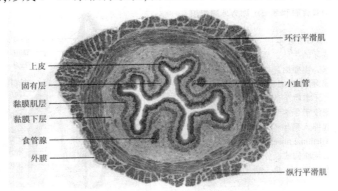

图14-5　人食管横切面光镜结构模式图

1.黏膜　上皮为未角化的复层扁平上皮,下端与胃贲门部的单层柱状上皮骤然相接,该处是食管肿瘤的好发部位之一。固有层为细密结缔组织,并形成乳头突人上皮,食管两端的固有层内可见少量黏液腺。黏膜肌层主要由纵行的平滑肌束和其间的弹性纤维网组成。

2.黏膜下层 为结缔组织,含有黏液性的食管腺,其导管穿过黏膜肌层与固有层,开口于食管腔。食管腺周围可见较多的淋巴细胞,偶见淋巴小结。

3.肌层 肌层分为内环行和外纵行两层。食管上段为骨骼肌,下段为平滑肌,中段为骨骼肌和平滑肌混合存在。食管上、下两端的环行肌增厚,分别形成食管上、下括约肌,具有防止气体进入食管和阻止食物反流的功能。

4.外膜 外膜为纤维膜。

第五节 胃

胃是消化管最膨大的部分,呈囊袋状,空虚时腔面可见许多纵行皱襞,进食后皱襞消失。胃具有暂时贮存食物,初步消化食物,吸收部分水、无机盐和醇类等功能。胃黏膜含有多种内分泌细胞,分泌的激素对消化系统各器官的功能调节起重要作用。

一、黏膜

胃黏膜表面有许多纵横交错的浅沟,将黏膜分成许多直径 2~6mm 的胃小区(gastric area)。黏膜表面还遍布有大约 350 万个不规则小孔,称为胃小凹(gastricpit)。每个胃小凹底部有 3~5 条胃腺开口(图 14-6,图 14-7A)。

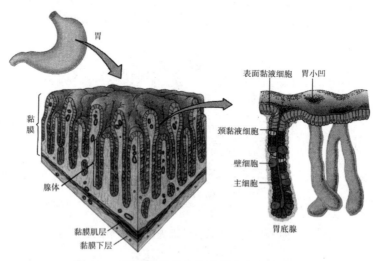

图 14-6 胃立体结构和胃腺细胞结构模式图

1.上皮 上皮主要由呈单层柱状的表面黏液细胞(surface mucous cell)构成,其间含少量内分泌细胞。表面黏液细胞核呈椭圆形,位于细胞基底部,顶部细胞质内充满大量黏原颗粒,在 HE 染色切片中,黏原颗粒着色浅淡,使核上区呈透明状或空泡状(图 14-7B)。表面黏液细胞的分泌物在上皮表面形成一层不溶性黏液,含 HCO_3^- 等碱性离子。黏液除了可以润滑胃黏膜,使其免受食物中坚硬物质的机械损伤外,还与 HCO_3^- 一起对胃黏膜有重要的保护作用(见后文)。表面黏液细胞不断脱落,由胃小凹底部的干细胞增殖补充,更新周期为 3~5 天。

2.固有层 固有层为含有大量胃腺的结缔组织。结缔组织内含成纤维细胞、浆细胞、月巴大细胞、嗜酸性粒细胞和较多淋巴细胞。胃腺为管状腺,依分布部位不同可分为胃底腺、贲门腺和幽门腺。其中胃底腺最多,功能最重要。

(1)胃底腺:胃底腺(fundic gland)分布于胃底和胃体,为单管状或分支管状腺,约有 1500 万条。每个胃底腺分为颈部、体部和底部 3 部分,由主细胞、壁细胞、颈黏液细胞、干细胞和内分泌细胞组成(图 14-6,图 14-7)。

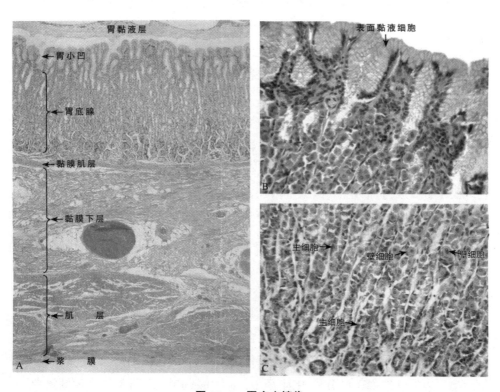

图 14-7 胃底光镜像
A.低倍光镜像;B.高倍光镜像;C.胃底腺细胞高倍光镜像

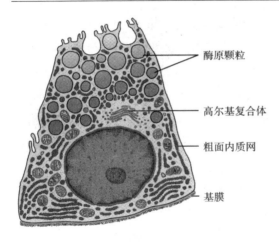

酶原颗粒

高尔基复合体

粗面内质网

基膜

图14-8　主细胞电镜结构模式图

①主细胞（chief cell）：亦称为胃酶细胞（zymogenic cell），数量多，主要分布于腺体的体部和底部。细胞体积较小，形态呈锥形或柱状，细胞核圆形，位于细胞基底部（图14-7C）。细胞核下方含有丰富的粗面内质网，使细胞核周围和基底部的细胞质在HE染色切片上呈强嗜碱性。高尔基复合体发达，位于细胞核上方。顶部细胞质内充满了酶原颗粒（图14-8）。颗粒内含胃蛋白酶原，以胞吐方式释出后，被盐酸激活为有活性的胃蛋白酶，可对蛋白质进行初步的化学消化。

②壁细胞（parietal cell）：亦称为泌酸细胞（oxyntic cell）或盐酸细胞，主要分布在腺体的颈部和体部。壁细胞的体积较大，多呈圆形或锥体形，细胞核圆形，居中，可见双核，细胞质强嗜酸性，HE染色呈鲜红色（图14-7C）。电镜下，壁细胞游离面的细胞膜内陷形成迂曲分支的小管，称为细胞内分泌小管（intmcellular secretory canaliculus）。小管的腔面有许多微绒毛。分泌小管周围的细胞质内分布有许多表面光滑的小管与小泡，称为微管泡系统（tubulovesicular system）。分泌小管和微管泡系统因细胞的功能状态不同表现出明显差异（图14-9）。在静止期，细胞内分泌小管多不与腺腔相通，微绒毛短而稀疏，微管泡系统却十分发达。在分泌期，细胞内分泌小管开放，长而迂曲，微绒毛增长，数量亦增多，使细胞表面积增大，微管泡系统数量却锐减。故认为微管泡系统是细胞内分泌小管的储备形式，两者的质膜结构可进行膜循环而相互转换。壁细胞还含有丰富的线粒体、少量粗面内质网和高尔基复合体。

壁细胞能合成分泌盐酸。其过程是：细胞从血液摄取的或代谢产生的CO_2，在碳酸酐酶的作用下与H_2O结合形成H_2CO_3。H_2CO_3解离为H^+和HCO_3^-，H^+被主动运输至分泌小管，HCO_3^-与来自血液的Cl^-交换，Cl^-也被运输到分泌小管，与H^+结合形成盐酸（图14-10）。盐酸具有杀菌作用，还能激活胃蛋白酶原，使其转化为胃蛋白酶。人的壁细胞还可分泌内因子（intrinsic factor）。内因子是一种糖蛋白，可与食物中的维生素B_{12}结合为复合物，防止维生素B_{12}在小肠内被酶分解，有利于回肠对维生素B_{12}的吸收，以供给红细胞生成所需。如果内因子缺乏，维生素B_{12}

吸收障碍,将导致恶性贫血。

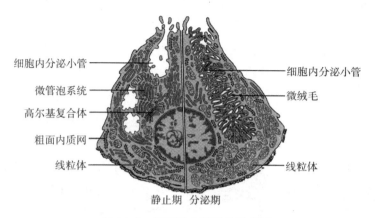

图 14-9　壁细胞电镜结构模式图

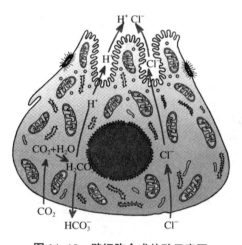

图 14-10　壁细胞合成盐酸示意图

③颈黏液细胞(mucous neck cell):数量少,位于胃底腺颈部,常呈楔形夹在其他细胞之间。细胞核扁平,位于细胞基底部,细胞核上方含有丰富的黏原颗粒,HE染色浅淡。该细胞分泌可溶性的酸性黏液。

④干细胞(stem cell):数量少,分布于胃底腺颈部至胃小凹底部,在常规染色标本上不易(辨认,可用放射自显影等方法显示。干细胞具有多向分化能力,能不断分裂,分化为表面黏液细胞或其他胃底腺细胞。

⑤内分泌细胞:种类较多,散在分布于上皮及腺体内。HE 染色切片不易辨认,可用银染或免疫组织化学方法显示。

（2）贲门腺（cardiac gland）：分布于近贲门 1～3cm 的区域，为分支管状的黏液腺，含有少量壁细胞。

（3）幽门腺（pyloric gland）：分布于幽门部 4～5cm 的区域，为分支较多而弯曲的管状黏液腺，分泌黏液，含有较多内分泌细胞。

胃底腺、贲门腺和幽门腺的分泌物共同组成胃液，成人每日分泌 1.5～2.5L，胃液 pH0.9～1.5，含有盐酸、胃蛋白酶、内因子、黏蛋白、水和电解质等成分。

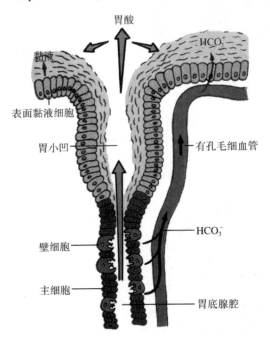

图 14-11　胃黏膜-碳酸氢盐屏障示意图

3. 黏膜肌层　由内环行和外纵行两薄层平滑肌组成。

胃黏膜的自我保护机制：胃液内含有腐蚀力极强的盐酸和分解蛋白质的胃蛋白酶，但正常情况下却不能侵蚀和破坏胃黏膜，主要是由于在黏膜表面存在着胃黏液-碳酸氢盐屏障（mucous-HCO_3^- barrier）。在胃黏膜上皮表面覆盖一层厚 0.25～0.5mm 的不溶性凝胶黏液，其中含有大量 HCO_3^-（图 14-11）。凝胶黏液层可阻断胃蛋白酶与上皮接触，高浓度的 HCO_3^- 与渗入的 H^+ 结合形成 H_2CO_3，经碳酸酐酶分解为 H_2O 和 CO_2，使局部 pH 为 7。这样既中和了盐酸，防止高浓度盐酸对上皮的侵蚀，又抑制了胃蛋白酶的活性。此外，胃上皮细胞之间的紧密连接、充足的胃黏膜血流及胃上皮细胞的快速更新，也是构成胃黏膜自我保护的因素。当胃黏膜自我保护机制受到破坏，如胃酸分泌过多或黏液分泌减少时，会导致屏障功能减弱，产生胃黏膜组织自我消化，形成胃溃疡。

二、黏膜下层

黏膜下层由较致密的结缔组织构成，含有较粗的血管、淋巴管和神经，可见淋巴细胞、肥大细胞和成群的脂肪细胞。

三、肌层

由内斜行、中环行和外纵行3层平滑肌组成,较厚。胃能贮存、混合、研磨食物和排空食糜,都依赖其肌性结构。环行肌在贲门和幽门部增厚,分别形成贲门括约肌和幽门括约肌。

(四)外膜

外膜为浆膜。

第六节 小 肠

小肠是消化管中最长的一段,分为十二指肠、空肠和回肠。小肠腔内有胆汁、胰液和小肠液,含各种消化酶,是消化、吸收的主要部位。小肠腔面有环形皱襞,黏膜表面有许多肠绒毛,黏膜上皮中吸收细胞游离面有发达的微绒毛。环形皱襞、肠绒毛及微绒毛可使小肠腔表面积扩大约600倍。

(一)黏膜

小肠黏膜由上皮、固有层和黏膜肌层构成。小肠腔面有许多环形皱襞(circular folds,plicae circulares)(图14-12),由黏膜和黏膜下层共同向肠腔突出而成,使肠腔表面积扩大约3倍。皱襞从距幽门约5cm处开始出现,在十二指肠末段和空肠头段最发达,高度可达10mm,往下逐渐减少和变低,至回肠中段以下消失。黏膜表面有许多细小突起,称为肠绒毛(intestinal villus),由上皮和固有层共同向肠腔突出而成(图14-13,图14-14)。肠绒毛长0.5~1.5mm,在十二指肠和空肠最发达,呈宽大的

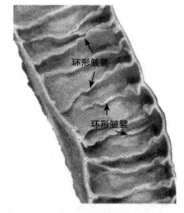

图14-12　小肠纵切面解剖结构像

叶状和长指状,至回肠则逐渐变为短椎体形。肠绒毛进一步扩大肠腔积约10倍。

1.上皮　小肠黏膜上皮为单层柱状,由吸收细胞、杯状细胞和少量内分泌细胞组成。

吸收细胞(absorptive cell):数量最多,呈高柱状,细胞核圆形,位于细胞基底部。

光镜下,吸收细胞游离面可见明显的纹状缘(图14-14),电镜下则为密集而规

则排列的微绒毛。每个吸收细胞有 2000~3000 根微绒毛,使细胞游离面面积扩大约 20 倍。

微绒毛表面还有一层厚为 0.1~0.5μm 的细胞衣,由吸收细胞产生的糖蛋白构成,内含消化糖类和蛋白质的双糖酶和肽酶,同时还吸附有胰蛋白酶和胰淀粉酶等,故细胞衣是消化、吸收的重要部位。微绒毛内有纵行微丝束,向下汇入细胞顶部的终末网。吸收细胞的细胞质内含有丰富的线粒体和滑面内质网,滑面内质

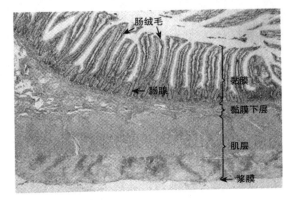

图 14-13　人小肠壁纵切面低倍光镜像

网膜含有多种酶类,可合成三酰甘油,再与胆固醇、磷脂和载脂蛋白结合,经高尔基复合体加工,形成乳糜微粒,进行脂肪的吸收和转运。相邻细胞顶部之间有紧密连接、中间连接等特殊结构,可阻止肠腔内物质经细胞间隙进入深部组织,保证选择性吸收的进行。吸收细胞还参与分泌性免疫球蛋白 A 的释放过程,在十二指肠和空肠上段的吸收细胞还能分泌肠激酶,可激活胰腺分泌的胰蛋白酶原,使之转化为具有活性的胰蛋白酶。

杯装细胞:散布于吸收细胞之间,分泌黏液,起润滑和保护作用。从十二指肠至回肠,杯状细胞的数量逐渐增多。

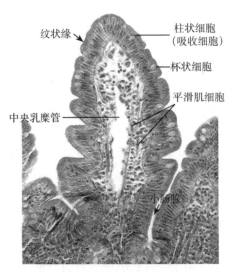

图 14-14　肠绒毛光镜像

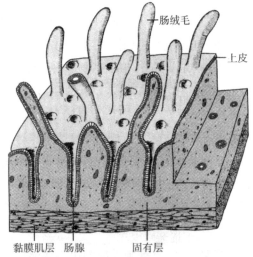

图 14-15　肠绒毛与肠腺立体结构模式图

2.固有层　固有层由细密结缔组织组成,含丰富的淋巴细胞、浆细胞、巨噬细胞、嗜酸性粒细胞、肥大细胞和大量的小肠腺(small intestinal gland)。小肠腺为单管状腺,由上皮向固有层下陷形成,直接开口于肠腔(图 14-15)。构成小肠腺的细胞除吸收细胞、杯状细胞、内分泌细胞外,还有帕内特细胞(Paneth cell,又称潘氏细胞)和干细胞(图 14-16)。

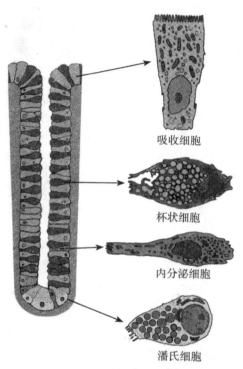

吸收细胞

杯状细胞

内分泌细胞

潘氏细胞

图 14-16　小肠腺细胞光镜结构模式图

帕内特细胞:是小肠腺的标志性细胞,常三五成群分布在小肠腺底部。细胞呈锥体形,细胞核上方的细胞质内充满粗大的嗜酸性分泌颗粒(图 14-17)。帕内特细胞分泌防御素和溶菌酶,释放后对肠道微生物有杀灭作用,使小肠内环境不适宜细菌生长,因此,该细胞是一种具有免疫功能的细胞。

干细胞:位于小肠腺下半部,散在于其他细胞间。干细胞可增殖分化为小肠上皮的各种细胞。肠绒毛上皮的更新周期通常为3~6天。

固有层淋巴组织丰富,在十二指肠和空肠多为弥散淋巴组织或孤立淋巴小结,在回肠则为众多淋巴小结聚集而成的集合淋巴小结(aggregated lymphoid nodules,Peyer's patches),可穿越黏膜肌层,到达黏膜下层(图 14-18)。

肠绒毛是小肠的特征性结构,其表面为上皮,中轴为固有层结缔组织,内有1~2条纵行毛细淋巴管,称为中央乳糜管(central lacteal),其腔大,内皮细胞间隙宽,无基膜,利于吸收细胞释放出的乳糜微粒进入中央乳糜管后输出。小管周围有丰富的有孔毛细血管网,肠上皮吸收的氨基酸、单糖等水溶性物质经此入血。肠绒毛内还有少量纵行平滑肌纤维,其收缩有利于物质吸收和血液运行(图 14-14,图 14-15)。

3.黏膜肌层　黏膜肌层由内环行和外纵行两薄层平滑肌组成。

二、黏膜下层

黏膜下层结缔组织中有较大的血管和淋巴管。十二指肠黏膜下层含有复管泡状的十二指肠腺（duodenal gland, Brunner's gland）（图 14-19），开口于小肠腺底部，分泌碱性黏液（pH8.2~9.3），可保护十二指肠黏膜免受酸性胃液的侵蚀。十二指肠腺还可分泌表皮生长因子（epidermal growth factor, EGF），促进小肠上皮细胞增殖。

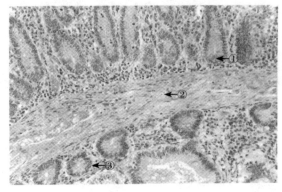

图 14-17　人小肠腺光镜像
①潘氏细胞；②黏膜下神经丛；③肠腺横断面

小肠上皮和腺体的分泌物统称为小肠液，成人每日分泌 1~3L,pH 约为 7.6。

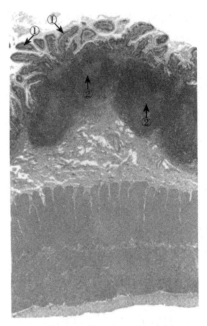

图 14-18　回肠低倍光镜像
①肠绒毛；②集合淋巴小结

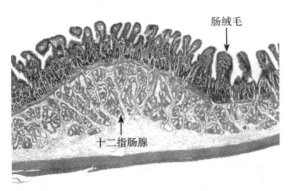

图 14-19　十二指肠光镜像

肠绒毛

十二指肠腺

(三) 肌层

肌层由内环行和外纵行两层平滑肌组成。

四、外膜

外膜除十二指肠后壁为纤维膜外,小肠其余部分均为浆膜。

第七节　大　肠

大肠由盲肠、阑尾、结肠、直肠和肛管组成。具有吸收水分与电解质,形成粪便的功能。

一、盲肠与结肠

1. 黏膜　黏膜表面光滑,无绒毛。上皮为单层柱状,由柱状细胞和大量杯状细胞组成。固有层内含有大量单管状的大肠腺,由柱状细胞、杯状细胞、少量干细胞和内分泌细胞组成。固有层内可见孤立淋巴小结。黏膜肌由薄层内环行和外纵行平滑肌组成（图 14-20,图14-21）。

2. 黏膜下层　结缔组织内含有小动脉、小静脉和淋巴管,可见成群分布的脂肪细胞。

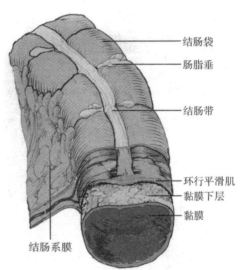

图 14-20　结肠解剖立体结构模式图

3. 肌层　肌层由内环行和外纵行两层平滑肌组成。内环肌节段性增厚形成结肠袋,外纵肌局部增厚形成 3 条结肠带,带间纵行肌减少甚至缺如(图 14-20)。

4. 外膜　外膜除升结肠与降结肠后壁和直图14-20结肠解剖立体结构模式图肠下段大部分为纤维膜外,盲肠、横结肠、乙状结肠及其余各部均为浆膜。外膜结缔组织内可见大量脂肪细胞积聚,形成肠脂垂。

二、阑尾

阑尾管腔细小不规则,肠腺短而少。固有层内含有丰富的淋巴组织,形成许多淋巴小结,并突入黏膜下层,使黏膜肌层不完整。肌层由薄层内环行肌与外纵行肌构成。外膜为浆膜(图 14-22)。

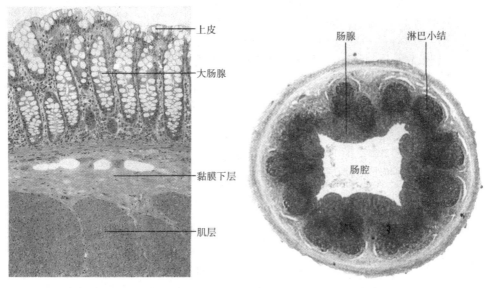

图 14-21　结肠光镜像

图 14-22　阑尾横断面光镜像

（三）直肠

直肠黏膜在齿状线以上的结构与结肠相似，在齿状线处，单层柱状上皮骤变为未角化的复层扁平上皮，肠腺与黏膜肌消失。痔环以下为角化的复层扁平上皮，含有较多色素。黏膜下层的结缔组织中有丰富的静脉丛，如静脉淤血扩张则形成痔。肌层为内环行、外纵行两层平滑肌，环行肌在肛管处增厚形成肛门内括约肌。近肛门处，纵行肌

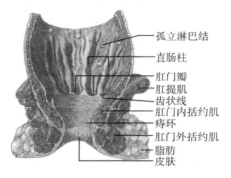

图 14-23　直肠解剖结构模式图

周围有骨盆底部骨骼肌形成的肛门外括约肌（图 14-23）。

第八节　肠相关淋巴组织

消化管与外环境相通，各种细菌、病毒、寄生虫卵等病原微生物不可避免地随饮食而进入。其中大部分被胃酸、消化酶以及帕内特细胞分泌的防御素和溶菌酶所破坏，其余的以原形排出体外，有的则受到消化管淋巴组织的免疫抵御。消化管淋巴组织又称为肠相关淋巴组织（gut-associated lymphoid tissue），包括黏膜淋巴小结、固有层中弥散分布的淋巴细胞、浆细胞、巨噬细胞，上皮内的淋巴细胞等成分

以及肠系膜淋巴结。肠相关淋巴组织能接受消化管内的抗原刺激,并通过向消化管内分泌免疫球蛋白进行应答,它们与肠上皮共同构成机体的第一道防线。

在肠集合淋巴小结处,局部黏膜向肠腔呈圆顶状隆起,无绒毛和肠腺。此处上皮内有散在的微皱褶细胞(microfold cell,M细胞)。M细胞游离面有一些微皱褶与短小的微绒毛,基底面的质膜内陷形成一穹隆状凹腔,凹腔内含有1至多个淋巴细胞。M细胞下方的基膜多不完整,有利于淋巴细胞通过。电镜下,M细胞的胞质很少,有较多线粒体和丰富的囊泡,后者是细胞转运抗原物质的一种形式。M细胞可将摄取的抗原物质传递给凹腔内的B细胞,后者进入黏膜淋巴小结和肠系膜淋巴结内分化增殖,经淋巴细胞再循环途径大

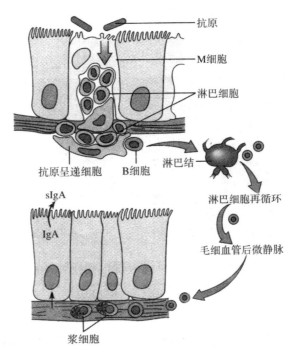

图 14-24　肠相关淋巴组织功能示意图

部分返回肠黏膜,并转变为浆细胞。浆细胞合成和分泌免疫球蛋白A(TgA),与吸收细胞产生的分泌片(secretory piece)结合,形成分泌性 IgA(secretory IgA,slgA)。slgA 再被吸收细胞内吞入细胞质,继而释入肠梓(图 M-24)。slgA 能特异性地与肠腔内抗原结合,中和病毒,抑制细菌增殖,降低抗原物质与上皮细胞的黏着与进入,保护肠黏膜。此外,部分增殖的淋巴细胞还可经血流至其他器官(如呼吸道黏膜、女性生殖道黏膜和乳腺等),发挥相似的免疫作用,使消化管免疫成为全身免疫的一部分。

第九节　胃肠道的内分泌细胞

在消化管的上皮及腺体中散布着许多内分泌细胞(表 14-1),尤以胃幽门部和十二指肠上段较多。由于胃肠道黏膜面积巨大,其细胞总数超过所有内分泌腺腺细胞的总和。因此从某种意义上说,胃肠是体内最大、最复杂的内分泌器官。所分

泌的激素主要协调胃肠道自身的消化、吸收功能,也参与调节其他器官的生理活动。

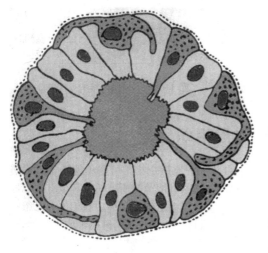

图 14-25　消化管内分泌细胞模式图

胃肠内分泌细胞大多单个夹于其他上皮细胞之间,呈不规则的锥体形;基底部附于基膜,并可有基底侧突与邻近细胞相接触。细胞最显著的形态特点是底部细胞质中含有大量分泌颗粒,故又称为基底颗粒细胞(basal granular cell)(图 14-25)。分泌颗粒的大小、形状与电子密度依细胞种类而异。绝大多数细胞顶部达到腔面,称为开放型,游离面上有微绒毛,可感受腔内食物或消化液的刺激而分泌激素。少数细胞顶部被相邻细胞覆盖而未露出腔面,称为封闭型,主要受胃肠运动的机械刺激或其他激素的调节而改变其内分泌状态。

细胞的分泌颗粒含肽和(或)胺类激素,多在细胞基底面释出,经血液循环运送并作用于靶细胞;少数激素可直接作用于邻近细胞,以旁分泌方式调节靶细胞的生理功能。在 HE 染色切片上,胃肠内分泌细胞不易辨认,目前多用免疫组织化学方法显示和鉴别各种内分泌细胞。

表 14-1　胃肠的主要内分泌细胞

细胞名称	分布部分	分泌物	主要作用
D 细胞或生长抑素细胞(somatostatin cell)	胃、肠	生长抑素(somatostatin)	抑制胃酸、胰液,以及胰岛 A、B 细胞分泌
D₁ 细胞或血管活性肠多肽细胞(vasoactive intestinal polypeptide cell)	胃、肠	血管活性多肽(vasoactive intestinal polypeptide,VIP)	血管扩张,促进离子和水分泌
EC 细胞或肠嗜铬细胞	胃、肠	5-羟色胺(5-	增加胃肠运动、胆囊

细胞名称	分布部分	分泌物	主要作用
(enterochromaffin cell)		hydroxytryptamine, 5-HT)、P 物质 (substance P)	收缩,抑制胃液分泌
ECL 细胞或组胺细胞 (hisamine cell)	胃底	组胺(histamine)	刺激壁细胞分泌盐酸
G 细胞或促胃液素细胞 (gastrin cell)	幽门、 十二指肠	促胃液素(gastrin)	刺激壁细胞分泌盐酸
I 细胞或缩胆囊细胞 (Ivy cell or cholecystokinin cell)	十二指肠、 空肠	缩胆囊素-促胰酶素 (cholecystokinin- pancreozymin,CCK -PZ)	促使胆汁和胰液分泌
K 细胞或抑胃多肽细胞 (gastric inhibitory cell)	空肠、 回肠	抑胃多肽(gastric inhibitory poilpeptide, GIP)	抑制胃酸分泌,促进胰岛素分泌
L 细胞或肠高血糖素细胞 (enteroglucagon cell)	小肠、 大肠	肠高血糖素 (enteroglucagon)	促进肌层缓慢运动
S 细胞或肠促胰液素细胞 (secretin cell)	十二指肠、 空肠	促胰液素(secretin)	刺激胰液分泌,抑制促胃液素释放和胃酸分泌

第十五章　消化腺

人体的消化腺由存在于消化管壁内的小消化腺和构成独立器官的大消化腺组成。大消化腺,如大唾液腺、胰和肝位于消化管壁之外,形成独立的器官,通过导管将分泌物排入消化管,通过各种消化酶的作用,分解食物中的蛋白质、脂肪和糖,使之成为能够吸收的小分子物质。有的消化腺还具有内分泌或其他的重要功能。

第一节　唾液腺

唾液腺(salivary gland)是经导管开口于口腔的外分泌腺的总称,由其分泌物排入口腔内混合成唾液而得名,小唾液腺位于口腔黏膜的固有层、黏膜下层或肌层内,如颊腺、腭腺等。大唾液腺主要包括腮腺、舌下腺和下颌下腺 3 对,它们均位于口腔周围,为复管泡状腺,并以导管开口于口腔的一定部位。

一、唾液腺的一般结构

大唾液腺由反复分支的导管和末端的腺泡构成腺的实质。腺体表面被覆薄层结缔组织被膜,其深入腺体内,将实质分隔成许多小叶,血管、淋巴管和神经走行于小叶间的结缔组织内。

1.腺泡　腺泡是腺体的分泌部,呈泡状或管泡状,由单层立方或锥体状腺细胞组成,腺细胞与基膜之间有肌上皮细胞,细胞呈扁平状,有突起,细胞质内含有肌动蛋白丝。肌上皮的收缩有助于腺泡分泌物的排出。

根据腺细胞的形态和分泌物的性质,将腺泡分为浆液性腺泡、黏液性腺泡和混合性腺泡 3 种类型(图 15-1)。

(1)浆液性腺泡(serous acinus):由浆液性细胞围成。HE 染色的切片上,浆液性细胞的基底部细胞质呈强嗜碱性。电镜下,细胞质内含大量的粗面内质网和核糖体,顶部细胞质内含有嗜酸性分泌颗粒。细胞核圆形,位于细胞基底部(图15-1)。腺泡分泌物较稀薄,含唾液淀粉酶。

(2)黏液性腺泡(mucous acinus):由黏液性细胞围成。HE 染色的切片上,细胞质染色浅,细胞核扁圆形,贴近细胞基底部(图15-1)。电镜下,顶部细胞质内含有粗大的黏原颗粒。腺泡分泌物黏稠,主要含糖蛋白,因其与水结合成黏液,故又称为黏蛋白。

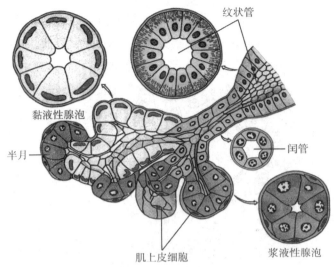

图 15-1　唾液腺腺泡和导管结构模式图

（3）混合性腺泡（mixed acinus）：由浆液性细胞和黏液性细胞共同组成。常见几个浆液性细胞排成半月形,附着在黏液性腺泡的底部或末端,故称为半月（demilune）。半月的分泌物经黏液性细胞间的小管释放入腺泡腔内。

2. 导管　导管反复分支,末端与腺泡相连。它是腺体输送分泌物的管道。根据导管的结构和分布部位可分为以下几段（图 15-1）：

（1）闰管（intercalated duct）：直接与腺泡相连,管径细,管壁为单层立方或单层扁平上皮。

（2）纹状管（striated duct）：又称为分泌管（secretory duct）,与闰管相连接,管径较粗,管壁为单层柱状上皮。细胞核圆形,位于细胞顶部。HE 染色的标本上,细胞质嗜酸性,细胞基部有明显的纵纹结构,电镜下为质膜内褶和褶间的纵行线粒体。纹状管能主动吸收分泌物中的 Na^+ 并排出 K^+,从而调节唾液的电解质含量和唾液量,还可分泌一些杀菌性的保护蛋白,如免疫球蛋白 IgA、溶菌酶和乳铁蛋白等。

（3）小叶间导管和总导管：位于小叶间结缔组织内的小叶间导管,由纹状管汇合而成,管径较粗,管壁为单层柱状上皮或假复层柱状上皮。其逐级汇合,最终形成一条或几条总导管开口于口腔,近开口处渐移行为与口腔黏膜上皮一致的复层扁平上皮。

唾液腺的分泌受交感和副交感神经支配。交感神经兴奋时,分泌少量黏稠的液体,副交感神经兴奋时,分泌大量的稀薄液体。

二、3 对唾液腺的特点

1.腮腺　　腮腺为机体最大的唾液腺,位于耳前方,为纯浆液性腺,闰管较长,纹状管较短。腺间质中有较多的脂肪细胞。分泌物稀薄,含唾液淀粉酶。

2.下颌　下腺下颌下腺为混合腺,以浆液性腺泡为主,黏液性和混合性腺泡较少。闰管短,纹状管长(图 15-2)。分泌物除含唾液淀粉酶外,还含生物活性肽。近年来,已从某些哺乳动物及人的下颌下腺中分离出近 30 种生物活性多肽,有的与细胞组织的分化和生长有关,如神经生长因子(NGF)、表皮生长因子(EGF)、内皮生长刺激因子(EGSF)等。有的是内环境稳定因子,如肾素、红细胞生成素。这些物质可直接入血或随唾液进入消化道,对多种组织和细胞的生理功能起调节作用。

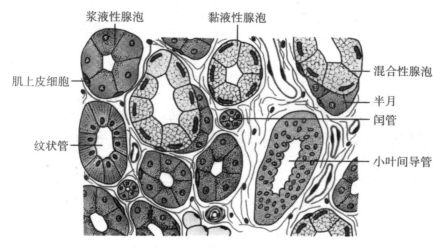

图 15-2　下颌下腺光镜结构模式图

3.舌下腺　舌下腺是位于腭舌骨肌上方的一对较小的、以黏液性腺泡为主的混合腺,闰管及纹状管不明显。分泌物以黏液为主。

三、唾液

唾液由大、小唾液腺的分泌物混合液组成,95%来自 3 对唾液腺。每天经唾液腺分泌的唾液大约有 1500ml。其中 70%来自下颌下腺、25%来自腮腺、5%来自舌下腺。唾液中的水分(占 99%)和黏液起润滑口腔的作用,唾液淀粉酶可使食物中的淀粉初步分解为麦芽糖。唾液中还含有溶菌酶和干扰素,具有抵抗细菌和病毒入侵的作用;唾液腺间质中的浆细胞能分泌 IgA,与腺上皮产生的蛋白质分泌片结合形成分泌性 IgA(slgA),随唾液排入口腔,具有免疫保护功能。通过咀嚼还可反射性地引起胃液、胰液和胆汁等消化液的分泌。

第二节　胰

胰(pancreas)表面覆盖薄层结缔组织被膜,结缔组织伸入腺内将实质分隔成许多小叶。胰的实质由外分泌部与内分泌部两部分构成。外分泌部占腺体的绝大部分,分泌的胰液经导管排入十二指肠,有重要的化学性消化作用。内分泌部是散在分布于外分泌部之间的细胞群,称为胰岛,分泌的激素进入血液或淋巴,主要参与糖代谢的调节。

(一)外分泌部

1.腺泡　腺泡为纯浆液性,在基膜与腺细胞之间无肌上皮细胞。腺细胞顶部的分泌颗粒数量,因功能状态不同而有差异,如饥饿时分泌颗粒增多,进食后分泌颗粒减少。腺细胞具有合成和分泌蛋白质旺盛细胞的超微结构特点,合成并分泌胰蛋白酶、胰脂肪酶和胰淀粉酶等组成胰液排入

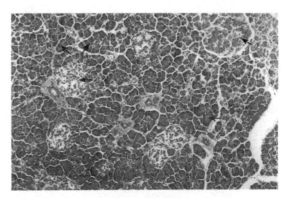

图 15-3　人胰外分泌部和胰岛光镜像
①腺泡;②胰岛

小肠,参与食物的消化。腺泡腔内可见一些小的扁平或立方形细胞,称为泡心细胞(centroacinar cell)。细胞质染色浅,细胞核圆形或卵圆形。泡心细胞是延伸入腺泡腔内的闰管上皮细胞(图 15-3,图 15-4)。

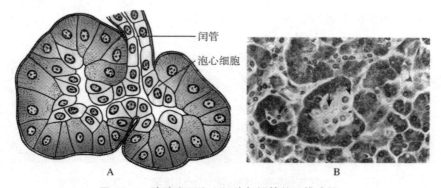

图 15-4　胰腺泡示泡心细胞与闰管关系模式图

A.泡心细胞与闰管关系模式图;B.HE 染色显示泡心细胞(箭头所示,首都医科大学供图)

2.导管　胰闰管较长,伸入腺泡腔的部分形成泡心细胞,其余为单层扁平或立方上皮。闰管汇合形成小叶内导管,无纹状管。小叶内导管在小叶间结缔组织内再汇合形成小叶间导管,后者最终汇合成一条主导管,贯穿胰全长,在胰头部与胆总管汇合,开口于十二指肠乳头。从小叶内导管到主导管,管腔渐增大,上皮由单层立方逐渐变为单层柱状,主导管为单层高柱状上皮,其中可见杯状细胞和散在的内分泌细胞。胰导管上皮可以分泌水和电解质,如 Na^+、K^+、Ca^{2+} 和 HCO_3^- 等。

3.胰液　胰液为无色无味的碱性液体,其中的水和电解质主要由导管上皮细胞分泌,电解质成分中 HCO_3^- 的含量最高,能中和进入十二指肠的胃酸。成人每日分泌胰液 1~2L。胰液中含有由腺细胞分泌的多种消化酶,可分为两类:一类是具有生物活性的酶,如脂肪酶、淀粉酶等,分别分解三酰甘油为脂肪酸、分解淀粉为麦芽糖等;另一类是以酶原形式存在的不具活性的酶,如胰蛋白酶原、糜蛋白酶原、弹力蛋白酶原等。排入小肠后被肠激酶或胰蛋白酶激活,成为有活性的酶,分解蛋白质为小分子的肽和氨基酸。胰细胞还分泌一种胰蛋白酶抑制物,可防止胰蛋白酶对胰组织的自身消化,并阻止胰蛋白酶对其他蛋白水解酶的激活作用。若这种内在的机制失调或某些致病因素使胰蛋白酶原在胰内激活,可引起胰组织的分解破坏,导致胰腺炎。

二、内分泌部——胰岛

胰岛(pancreas islet)是散在分布于胰外分泌部内的内分泌细胞团,大小不一,体积小的只由数个细胞组成,大的则有数百个细胞,HE 染色浅(图 15-3),易与外分泌部区分。成人约有 100 万个,约占胰体积的 1.5%,胰尾的胰岛较多,偶见单个胰岛细胞嵌于腺泡或导管上皮细胞之间。胰岛细胞呈团索状分布,细胞间有丰富的有孔毛细血管。目前多用免疫组织化学方法鉴别各种类型细胞。人的胰岛有A、B、D、PP 等多种细胞(图 15-5)。

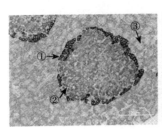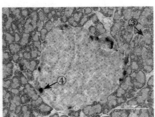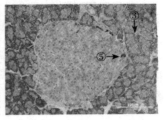

图 15-5　大鼠胰岛免疫组织化学 PAP 法显示 A、B、D 和 PP 细胞
①A 细胞;②B 细胞;③胰腺腺泡;④D 细胞;⑤PP 细胞

1. A 细胞　又称 α 细胞,约占胰岛细胞总数的 20%,细胞常呈大的多边形,多分布于胰岛的周边(图 15-5)。电镜观察,A 细胞内含由单位膜包被的分泌颗粒,颗粒较大,呈圆形或卵圆形,含有偏于一侧的致密核芯,质膜与致密核芯之间有电子密度较低的晕。A 细胞的主要功能是分泌胰高血糖素(glucagon),其作用是促进糖原分解为葡萄糖,阻止糖原的合成,使血糖升高。

2. B 细胞　又称 β 细胞,数量最多,约占胰岛细胞总数的 75%,细胞较小,多位于胰岛的中央部(图 15-5)。光镜下,B 细胞的分泌颗粒大小不等。电镜下,B 细胞颗粒内有一至数个杆状或不规则的致密核芯,质膜与核芯间有较宽的间隙。由于 B 细胞是构成胰岛的主要细胞,故其分泌的激素称为胰岛素(insulin)。胰岛素的作用是促进细胞吸收血中的葡萄糖合成糖原或转化为脂肪,使血糖降低。胰岛素和胰高血糖素协同作用,保持血糖的稳定。若胰岛素分泌不足或胰岛素受体减少,可致血糖升高并从尿排出,即为糖尿病。若胰岛素过多,可导致低血糖。

3. D 细胞　又称 δ 细胞,数量较少,约占胰岛细胞总数的 5%。D 细胞散在分布于胰岛的 A、B 细胞之间(图 15-5)。电镜观察,D 细胞与 A、B 细胞紧密相贴,细胞间有缝隙连接。D 细胞的分泌颗粒较大,内容物呈均质状。D 细胞分泌生长抑素(somatostatin),可通过旁分泌方式或直接经缝隙连接作用于邻近的 A、B、PP 等细胞,抑制这些细胞的分泌活动。生长抑素也可进入血液循环对其他靶细胞起到调节作用。

4. PP 细胞　数量很少,除主要存在于胰岛外,也见于外分泌部的导管上皮内或腺泡细胞间(图 15-5)。电镜下,PP 细胞的分泌颗粒较小,内含胰多肽(pancreatic polypeptide)。人胰多肽是一种抑制性激素,能抑制胰液分泌、胃肠运动及胆囊收缩。

5. D1 细胞　数量较少,占胰岛总数的 2%~5%,主要分布在胰岛的周边部。可分泌血管活性肠肽(VIP),VIP 能引起胰的腺泡细胞分泌,还能抑制胃酶的分泌,刺激胰岛素和高血糖素的分泌。此外,在胰外分泌部和血管周围也有 D1 细胞。

胰血液循环的特点:胰的内分泌部与外分泌部有着密切的关系。胰动脉发出入岛动脉进入胰岛,分支形成岛内毛细血管,岛内毛细血管汇成出岛血管,出岛血管再一次分支形成外分泌部的毛细血管,构成胰岛-腺泡门脉系统。胰岛分泌的激素可经胰岛-腺泡门脉系统到达腺泡,影响腺泡的分泌活动。如胰岛素可使腺泡对缩胆囊素的敏感性增强,增加腺泡的分泌。

第三节　肝

　　肝(liver)是人体第二大器官(第一大器官是皮肤),也是体内最大的腺体,约占体重的 2%。作为外分泌腺,肝细胞产生的胆汁入十二指肠,参与脂类物质的消化和吸收。但肝除了参与消化外,还有极复杂多样的生物化学功能,在机体代谢过程中具有合成、分解、转化、贮存、解毒、参与免疫等多种重要的生理功能;胚胎时期的肝还具有造血功能。

　　肝的表面大部分由浆膜覆盖,肝门处的结缔组织随门静脉、肝动脉和肝管的分支深入肝实质,将实质分隔成许多肝小叶,小叶间各种管道聚集的部位是肝门管区。

一、肝小叶

　　肝小叶(hepatic lobule)是肝的基本结构和功能单位。肝小叶呈多角棱柱体,长约 2mm,宽约 1mm,成人肝有 50 万~100 万个肝小叶。肝小叶之间为结缔组织。人的肝小叶间结缔组织很少,使其分界不明显;但有些动物,如猪的肝小叶间结缔组织较多,肝小叶分界非常明显(图 15-6,图 15-7)。肝小叶中央有一条沿其长轴走行的中央静脉(central vein),围绕中央静脉向周围呈放射状排列的是肝板和肝血窦。肝细胞以中央静脉为中心单行排列成凹凸不平的板状结构,称为肝板

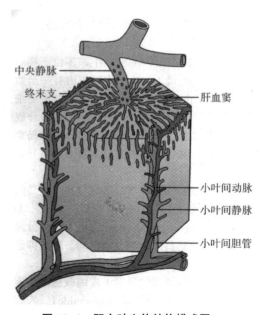

图 15-6　肝小叶立体结构模式图

(hepatic plate),其切面观呈索状,故称为肝索(hepatic cord)。相邻肝板分支互相吻合连接成网,称为肝板网。在小叶周边有一环形肝板称为界板(limiting plate)。肝板之间的血流通路为肝血窦,血窦经肝板上的孔互相连通,形成血窦网。相邻肝细胞的质膜局部凹陷,形成微细的胆小管,在肝板内也相互连接成网。

　　1.中央静脉　中央静脉位于肝小叶中央,管壁由内皮细胞围成,内皮外有少量结缔组织,管壁有肝血窦的开口。中央静脉接受肝血窦的血流,然后汇入小叶下

静脉。

2.肝细胞 肝细胞是组成肝最基本的细胞,体积较大,直径为 20~30pm,呈多面体形。肝细胞的功能复杂多样,远远超出了一般腺上皮的功能。在 HE 染色的切片中,肝细胞的细胞质多呈嗜酸性,当蛋白质合成功能旺盛时,出现散在的嗜碱性颗粒。此外,细胞质内还含有较多的糖原颗粒和少量的脂滴。细胞核大而圆,居中,着色浅,有一至数个核仁。部分肝细胞为双核细胞,多倍体核肝细胞数量很多,这是肝细胞的特点之一,可能与肝细胞活跃的功能及物质更新有关,而且与肝的强大再生能力密切相关。

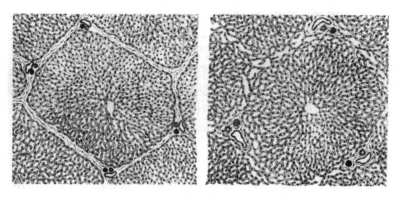

图 15-7 肝小叶横切面光镜结构模式图

A. 猪肝 B. 人肝

电镜下,在肝细胞丰富的细胞质内可见到丰富而发达的各种细胞器和包涵物(图 15-8)。

(1)线粒体:线粒体数量很多,每个肝细胞有 1000~2000 个,遍布于细胞质,常移向能量需求较多的部位,为肝细胞的功能活动提供能量。

(2)粗面内质网:粗面内质网成群分布于细胞质内,即光镜下散在的嗜碱性颗粒,是合成多种蛋白质的场所,血浆中的白蛋白、大部分凝血酶原、纤维蛋白原、脂蛋白、补体蛋白及许多载体蛋白等均是由粗面内质网合成的,并经内质网池转移至高尔基复合体。

(3)滑面内质网:滑面内质网数量比粗面内质网少,广泛分布于细胞质中,其质膜上有多种酶系分布,如氧化还原酶、水解酶、转移酶、合成酶系等,故功能多样。肝细胞摄取的多种有机物在滑面内质网上进行连续的合成、分解、结合、转化等反应。其主要功能是合成胆汁,进行脂肪和激素代谢,对代谢过程中产生的有毒物质及从肠道吸收的有毒物质进行解毒等。如肝硬化时,其对雌激素的灭活能力下降,在过量的雌激素的作用下出现肝掌和蜘蛛痣。

（4）高尔基复合体：高尔基复合体数量甚多，每个肝细胞约有 50 个，主要分布在胆小管周围及核附近，参与肝细胞的胆汁分泌，蛋白质的加工、浓缩和贮存，然后组装成运输小泡，以出胞方式释放入肝血窦。

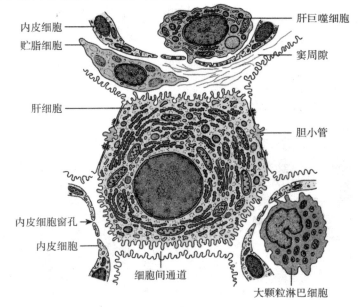

图 15-8　肝细胞、肝血窦、窦周隙和胆小管关系模式图

（5）溶酶体：溶酶体数量和大小不一，功能活跃，参与肝细胞内的分解代谢，还参与胆色素的代谢、转运和铁的贮存过程。此外，溶酶体在肝细胞结构更新及正常功能的维持中起着重要的作用。

（6）过氧化物酶体：过氧化物酶体又称为微体，多为大小不一的圆形小体，主要含过氧化氢酶和过氧化物酶。过氧化氢酶可将细胞代谢产生的过氧化氢还原成氧和水，以消除过氧化氢对细胞的毒性作用；肝细胞的过氧化物酶体内含特有的黄嘌呤氧化酶，它能将核酸代谢产物黄嘌呤氧化为尿酸，经尿排出；此外，肝细胞的过氧化物酶体内还含有与脂类、乙醇类代谢有关的酶。

（7）包涵物：包括糖原、脂滴、色素等物质，其含量随机体所处的不同生理和病理状况而变化，进食后糖原增多，饥饿时糖原减少；正常肝细胞内脂滴较少，但在某些病理情况下脂滴含量可增加。细胞质内的脂褐素的含量可随机体年龄的增长而增多。

每个肝细胞有 3 种不同的功能面：即血窦面、胆小管面和肝细胞之间的连接面。电镜观察，血窦面和胆小管面有发达的微绒毛，使细胞表面积增大。在相邻肝细胞之间的连接面上有紧密连接、桥粒和缝隙连接等结构。

　　肝除了显示较慢的细胞更新率外,具有强大的再生潜能。正常成体的肝细胞是一种良寿细胞,极少见分裂象。但在肝受损后,尤其在肝部分切除后,受肝内外诸多因子(肝细胞增殖刺激因子、肝细胞增殖抑制因子和激素类辅助因子等)的调控,残余肝细胞迅速出现快速活跃的分裂增殖,并呈现明显的规律性。肝病患者施行大部或部分肝切除后也有再生能力,一般可在半年内恢复正常肝体积。

　　3.肝血窦　　肝血窦(hepatic sinusoid)是位于肝板之间的血流通路,腔大、不规则(图 15-9,图 15-10),借肝板上的孔互相吻合成毛细血管网,血流由小叶周边汇入中央静脉。窦壁由一层内皮细胞围成,窦腔内可见肝巨噬细胞和大颗粒淋巴细胞(图 15-8,图 15-9)。肝细胞与窦壁内皮细胞之间存在一狭小的间隙,称为窦周隙。

　　(1)血窦内皮细胞有孔,细胞扁而薄,细胞质内还有较多的吞饮小泡。细胞连接较松散,间隙较大,宽 0.1~0.5μm。内皮外无基膜,仅见散在的网状纤维(图 15-11),其对内皮起支持作用。上述结构表明肝血窦具有较大的通透性,血浆中除乳糜微粒外,其他大分子物质均可自由出入,有利于肝细胞与血液间进行物质交换。

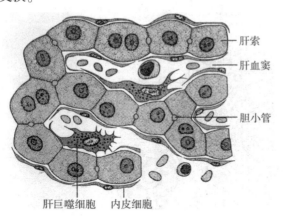

图 15-9　肝索和肝血窦关系模式图

　　(2)肝血窦内有散在的巨噬细胞,又称为库普弗细胞(Kupffer cell),此种细胞来自血液单核细胞,是体内固定型巨噬细胞中最大的细胞群体。细胞形态不规则,常以其板状或丝状伪足附着在内皮细胞表面或伸出伪足穿过内皮细胞窗孔或细胞间隙伸至窦周隙内(图 15-9)。肝巨噬细胞具有活跃的变形运动和较强的吞噬、吞饮能力,在清除由肠道经门静脉进入肝内的病原微生物及异物等方面发挥着重要的作用,而且能杀伤肿瘤细胞,处理、传递抗原,参与机体的免疫应答,并吞噬、清除衰老和损伤的血细胞。肝血窦内还有较多的大颗粒淋巴细胞(large granular lymphocyte,LGL),此种细胞是具有 NK 细胞活性和表面标志的淋巴细胞,在抵御病毒感染及防止肝肿瘤发生方面起着重要的作用。

（3）窦周隙与贮脂细胞：窦周隙（perisinusoidal space）又常称为 Disse 间隙，是肝细胞与血窦内皮细胞之间的狭窄间隙，宽约 0.4μm，窦腔内充满来自血窦的血浆，肝细胞血窦面上的微绒毛浸于其中，是肝细胞与血液之间进行物质交换的场所。电镜下，有的相邻肝细胞间有细胞间通道与窦周隙相连，表面也有微绒毛，从而使肝细胞与血液之间有更大的交换面积。

窦周隙内有贮脂细胞（fat-storing cell）[又称为肝星形细胞（hepatic stellate cell，HSC）]和散在的网状纤维，后者由贮脂细胞产生。贮脂细胞形态不甚规则，有突起（图 15-8，图 15-11），在 HE 染色标本中不易辨认，而应用氯化金或硝酸银浸染法，或免疫细胞化学技术均可清楚显示。电镜下，贮脂细胞的主要特征是细胞质内含有许多大脂滴。贮脂细胞的功能是摄取和贮存维生素 A，以及合成细胞外基质。在慢性肝病时，贮脂细胞异常增生，逐渐向成纤维细胞型转化，与肝纤维增生性病变的发生有关。

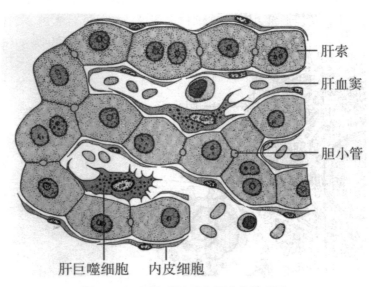

肝索

肝血窦

胆小管

肝巨噬细胞　内皮细胞

图 15-10　肝板、肝血窦和胆小管模式图

4. 胆小管　胆小管（bile canaliculi）是相邻肝细胞连接面的局部质膜凹陷并对接而成的微细小管，直径为 0.5~1.0μm，HE 染色切片中不易看到，用银浸法或某些酶组化染色可清晰显示它们在肝板内连接成网状管道（图 15-12）。电镜下，构成胆小管壁的肝细胞形成许多微绒毛突入管腔；胆小管周围的相邻肝细胞膜之间形成紧密连接和桥粒，以封闭胆小管周围的细胞间隙，防止胆汁通过肝细胞间通道入窦周隙内（图 15-12）。当肝细胞发生变性、坏死或胆道堵塞管内压增大时，胆小

管正常结构遭到破坏,胆汁可溢入窦周隙,从而进入血液,造成黄疸。

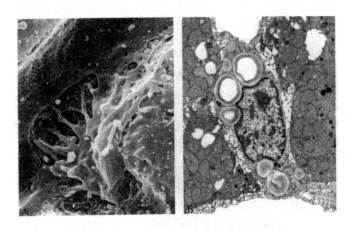

图 15-11 肝血窦和贮脂细胞电镜像

A.肝血窦扫描电镜像显示血窦内皮细胞孔和肝巨噬细胞;B.PC 脂细胞透射电镜像

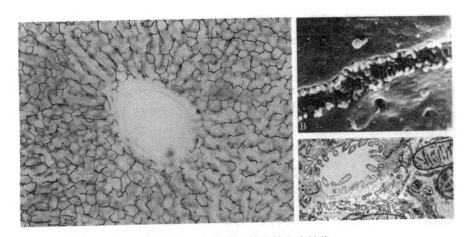

图 15-12 兔肝胆小管光镜和电镜像

A.银染法显示胆小管;B.胆小管扫描电镜像;C.胆小管透射电镜像

(首都医科大学王秀琴供图)

(二)肝门管区

在肝小叶周边的部分区域,结缔组织较多,包含有神经、胆管、淋巴管和血管的分支,可见小叶间静脉、小叶间动脉和小叶间胆管,该区域称为门管区(portal area)(图 15-13)。每个肝小叶周围有 3~4 个门管区。小叶间静脉是门静脉的分支,管壁薄、腔大而不规则,内皮外仅有极少量平滑肌;小叶间动脉是肝动脉的分支,管径较细,腔小,管壁相对较厚,内皮外有环行平滑肌;小叶间胆管是肝管的分支,管壁由单层立方或砥柱状上皮构成。在非门管区的小叶间结缔组织内含有中央静脉汇合形成的小叶下静脉,管壁较厚。小叶下静脉在肝门汇合成肝静脉出肝。

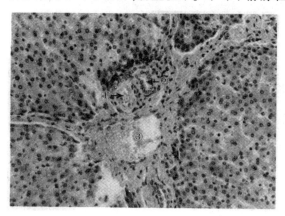

图 15-13　肝门管区光镜像

①小叶间动脉;②小叶间胆管;③小叶间静脉

(三)肝的血液循环

肝的血供非常丰富,由肝门静脉和肝动脉双重供血。门静脉是肝的功能血管,其血量占肝总血量的 80%,主要汇集来自胃肠道等处的静脉血,含丰富的营养物质。肝门静脉在肝门分左右两支进入肝左右叶,继而分支形成小叶间静脉,再分支成终末门微静脉(terminal portal venule)入肝血窦。肝动脉血含氧量高,是肝的营养血管,其血量占肝总血量的 20%。肝动脉入肝后与门静脉伴行分支,小叶间动脉也分支形成终末肝微动脉(terminal hepatic arteriole),最终也通入血窦。此外,小叶间动脉还分支供应肝被膜、间质和胆管等。因此,肝血窦内含有动、静脉混合血,其血流方向由小叶周边流向中央,最后汇入中央静脉。若干中央静脉汇合成小叶下静脉,单独走行于小叶间结缔组织内,然后再汇集成肝静脉,汇入下腔静脉。

肝血液循环流程

肝动脉→小叶间动脉→终末肝微动脉 ⟍
　　　　　　　　　　　　　　　　　　　 ⟶ 肝血窦→中央静脉→小叶下静脉→肝静脉
门静脉→小叶间静脉→终末门微静脉 ⟋

四、肝内胆汁排出途径

胆小管以盲端起自中央静脉周围的肝板内,分泌的胆汁经胆小管从肝小叶的中央流向周边,在小叶边缘处汇集成若干短小的闰管(Hering 管)。闰管较细,出肝小叶后,汇入小叶间胆管,小叶间胆管再汇合成左右肝管,于肝门处出肝。

五、门管小叶和肝腺泡

作为肝的结构和功能基本单位,除了以中央静脉为中心的经典肝小叶外,有人还提出了门管小叶和肝腺泡的概念(图15-14)。

1.门管小叶 门管小叶(portal lobule)是以门管区为中轴的小叶结构,周围以3个相邻经典肝小叶的中央静脉连线为界,其长轴中心为小叶间胆管及伴行血管,切面观为三角形。胆汁从周围流向中央的小叶间胆管,故门管小叶强调了肝的外分泌功能。

2.肝腺泡 肝腺泡(hepatic acinus)是以相邻两个肝小叶间的血液供应关系划分出的肝结构单位,体积较小,大致呈卵圆形,卵圆形长轴的对角是中央静脉。每个肝腺泡由相邻两个肝小叶的各1/6部分组成,肝腺泡内的血流是从中轴单向性地流向两端的中央静脉(图15-14)。肝腺泡强调了肝细胞的血供状态。在某些病理情况下,如酒精中毒、病毒性肝炎、药物中毒等,首先引起中央静脉周围的肝细胞损伤。

第四节 胆囊与胆管

胆囊壁由黏膜、肌层和外膜组成(图15-15)。

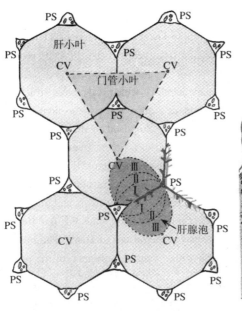

图15-14 肝小叶、门管区、门管小叶
和肝腺泡示意图
PS:门管区;CV:中央静脉

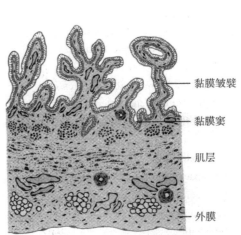

图15-15 胆囊光镜结构模式图

1. 黏膜　黏膜形成许多高而分支的皱襞,皱襞表面为单层柱状上皮,皱襞间的上皮向固有膜凹陷,形成黏膜窦,窦内易有细菌或异物残留,常引起炎症。当胆囊扩张时,黏膜窦消失。固有层较薄,无腺体,有较多的血管和淋巴管。

上皮细胞具有分泌黏液、吸收胆汁中的水和无机盐的功能。

2. 肌层和外膜　肌层较薄,为平滑肌,排列不规则,大致呈纵行和螺旋形排列。外膜大部分为浆膜,少部分为纤维膜。

胆囊管是近胆囊颈的一段,黏膜形成许多螺旋形皱襞,上皮为含少量杯状细胞的单层柱状上皮。固有层有黏液性腺。肌层较厚,以环行肌为主。

胆囊的功能是贮存和浓缩胆汁。脂肪性食物可刺激小肠内分泌细胞分泌缩胆囊素,刺激肌层收缩,排出胆汁。

参考文献

[1] 成令忠,钟翠平,蔡文琴.现代组织学[M].3 版.上海:上海科学技术文献出版社,2003.

[2] 刘斌,高英茂.人体胚胎学[M].北京:人民卫生出版社,1996.

[3] 成令忠,王一飞,钟翠平.组织胚胎学:人体发育和功能组织学[M].上海:上海科学技术文献出版社,2003.

[4] 成令忠.组织学与胚胎学[M].3 版.北京:人民卫生出版社,1994.

[5] 成令忠,冯京生,冯子强,等.组织学彩色图鉴[M].北京:人民卫生出版社,2000.

[6] 高英茂.组织学与胚胎学[M].8 版.北京:人民卫生出版社,2013.

[7] 刘斌.组织学与胚胎学[M].北京:北京大学医学出版社,2005.

[8] 石玉秀.组织学与胚胎学[M].2 版.北京:高等教育出版社,2013.

[9] 邹仲之,李继承.组织学与胚胎学[M].7 版.北京:人民卫生出版社,2008.